辺境で診《み》る
辺境から見る

中村 哲

nakamura tetsu

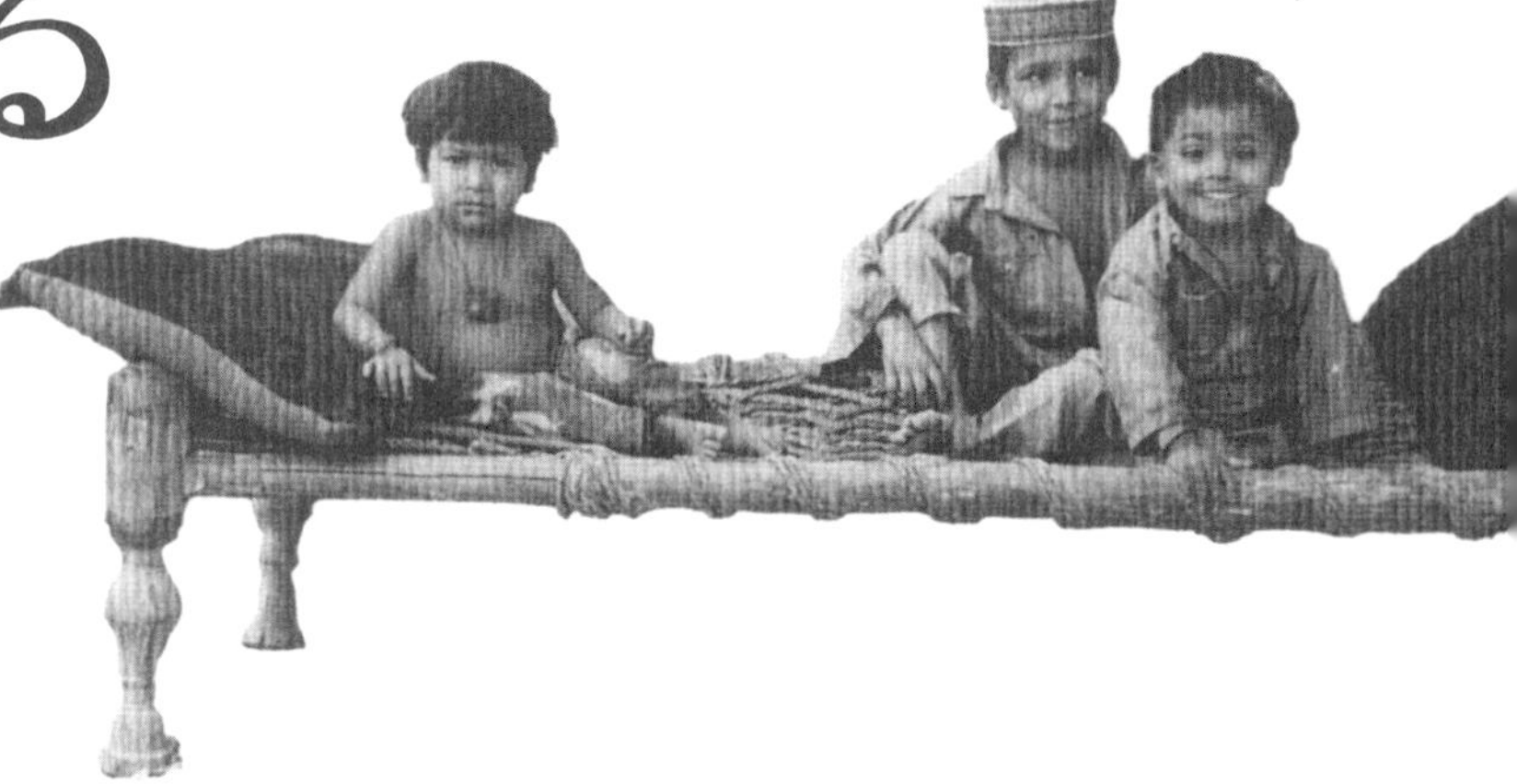

石風社

辺境で診《み》る　辺境から見る◉目次

I

援助という名の干渉

「解放」された無秩序

Ⅱ

関係地図

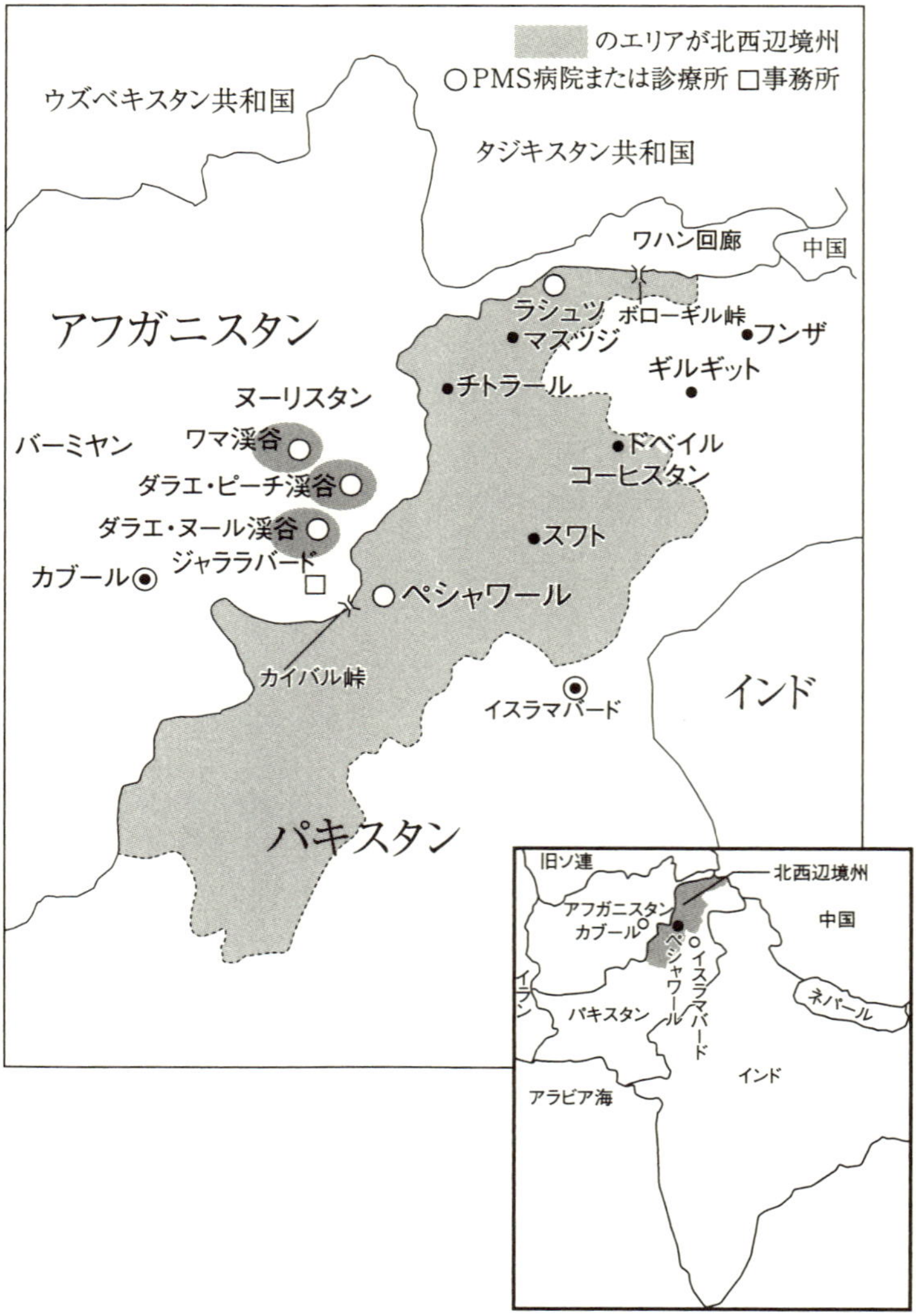

のエリアが北西辺境州
○PMS病院または診療所 □事務所
ウズベキスタン共和国
タジキスタン共和国
ワハン回廊
中国
ラシュン
ボローギル峠
マスツジ
フンザ
ギルギット
チトラール
アフガニスタン
ヌーリスタン
バーミヤン
ワマ渓谷
ダラエ・ピーチ渓谷
ダラエ・ヌール渓谷
ドベイル
コーヒスタン
スワト
ジャララバード
カブール
ペシャワール
カイバル峠
イスラマバード
インド
パキスタン
旧ソ連
北西辺境州
アフガニスタン
カブール
中国
ペシャワール
イスラマバード
イラン
パキスタン
ネパール
インド
アラビア海

I

援助という名の干渉

1989—1999

混迷と絶望の中で

一九八九年七月一日、昼間の気温が四二度を超える酷暑だというのに、なぜか寒々とした気持ちでペシャワールを後にした。アフガニスタンの復興に賭ける我々ＪＡＭＳ（日本―アフガン医療サービス＝現ＰＭＳ＝ペシャワール会医療サービス）は、ソ連軍撤退後の、期待を裏切る混沌たる情勢に、次々とプログラムの遅延を余儀なくされていたからである。テロ活動は再びペシャワールで活発化して市民に恐怖心を広げ、バザールは、戦火を逃れてきたカブールやジャララバードからの新しい難民でごったがえしていた。

ソ連軍のアフガニスタン撤退が実現したこの一年間のペシャワールの流動的情勢は、過去六年間のペシャワール滞在中で最も我々を悩ませるものであった。一九八八年四月十五日のジュネーブ協定締結後、同年五月からのソ連軍撤退開始、六月パキスタンのジュネジョ内閣の解散、八月ジアウル・ハク大統領の爆殺、十一月総選挙におけるパキスタン人民党の勝利、米国に後押しされたアフガニスタン反政府勢力の活発化、本年（一九八九年）二月ソ連軍撤退完了とゲリラの一斉蜂起と、政情もめまぐるしく変化した。

　本年二月、公称七派の主要ゲリラ組織は、内部暫定政権の結成を宣言、現カブール政権の打倒をめざし、大規模な正規戦を展開した。しかし、内部分裂と諸外国の思惑の動揺で結束が簡単には進まなかった。イランに拠るシーア八派連合も独自の動きを見せているし、「難民」とならずにアフガニスタン内部で闘争を続けてきた少数民族の地域では、すでに独力で再建の動きがあり、彼らが容易に中央に従属することは考えられない。また、復讐・略奪の横行する状態では、罪のない一般住民までパニックに陥るありさまである。各国・各勢力が入り乱れて、情勢はさらに複雑怪奇である。平和は依然として遠い。

　日本でもこの一年間、アフガニスタン情勢はしばしば新聞紙面を賑わしたが、正確に伝えられているとは言い難い。ソ連軍撤退→戦争終結→難民帰還という図式は、少なくとも当分は、アフガニスタンには当てはまらない。三百万人以上といわれる難民は増加している。

　ようやく人々の目に明らかになってきた内戦の実態は、鬼気迫るものがあった。犠牲者二百万人といわれる大半は婦女子・老人であった。ソ連＝政府軍の焦土作戦で破壊されて廃村となっているものは数千、全アフガニスタンの農村約半数が潰滅したとみられる。

　一方、ソ連軍の撤退が開始されるや、アフガニスタンの「戦後復興」を掲げて欧米各国の救援団体が殺到した。一九八八年四月以前にＮＧＯ（非政府組織）の難民救援団体は五十前後にすぎなかったが、ごく最近の調べでは二百に迫りつつあるといわれる。けれども、このような混乱をきわめる情勢に対する欧米諸団体の認識は極めて甘い。流動する状況に対応しきれず、プロジェクトの立案と消化に追いまくられ、紙上の実績作りに汲々たるのが現実であると断言してよかろう。さらに悲劇的なことは、無責任な援助プロジェクトが大金を湯水のようにばらまいて、アフガン人の間に依存性と金権体質を急激に助長していることである。難民援助資金の最大の拠出国として、間接的に否応なく彼らのスポンサーにさせられてきた日本が、これを批判的に眺めて新しい道を探り始めたのは、当然の帰結であった。

このような騒然たる状況の中で、我々の活動は、日本の良心的な人々の支援で一九八六年から難民キャンプを中心に始められていたが、一九八八年度にアフガニスタン復興を医療側から支援すべく再編成された。地方数カ村にモデル診療所を置き、独自に訓練した診療員を配備し、荒廃した農村の復興を医療側から支援し、将来の国土再建に貴重な資料を提供する徹底的な総合的疫学調査を実施しようというものである。

我々の標的はアフガニスタン北東部山岳地帯にある。これらの地域は概ね少数民族の居住地で、政治的に重要な主要民族パシュトゥンに集中しがちな国際援助が、彼らには行き届きにくい。住民は「援助ずれ」しておらず、内乱の隙間で強力な自治を獲得してきた所が多い。保健衛生教育を中心に、伝統的な相互扶助のやり方に則って水と緑の復興に手をかせば、少ない予算で多くの病気をまるごと激減させることができる。

アフガニスタンの実情に即して百年の計をもって臨むならば、今こそ種蒔《ま》く時である。しかし、小さな民間の我々にできることは、この絶望の支配する中で、生まれつつある希望と良心の芽を育み、将来に備えること以外にない。本年一月より、診療員の訓練コース、小診療施設、日本からのボランティアの受け入れ態勢など、本格的な改善がわがアフガン・チームを中心に着々と進められている。我々はアジアの同胞として、彼らの着実な歩みを心から祈りたい。

今、激動のアジア世界を見るとき、かかわり続けてきた「ペシャワール」は、そのまま、その矛盾と苦悩の集約・共有点であったと気づかされる。貧困・富の格差、宗教紛争、政治の不安定、戦争、難民、麻薬、近代化と伝統社会の破壊、都市化とカネ社会による人心の荒廃、自然破壊、農村の疲弊、日本を含むアジア諸国のあらゆる悩みが見られるからである。もはや日本にとっても「ペシャワール」は対岸の火事ではありえない。この、時代の転換期にいかに自覚的にこれに対応してゆくか、他人事では済まされぬものがあろう。

援助という名の干渉

一九九〇年四月二十六日、ペシャワールでは最大の祝日である断食月明けのイードの日、欧米の難民援助団体の心胆を寒からしめる事件が起きた。近郊のナセルバーグ・キャンプで暴動が発生、ムッラー（イスラム僧）に扇動されたアフガン難民約一万人が英国系ＮＧＯの施設を襲撃、略奪の限りを尽くした。酷暑の到来と共に、これは過去のアフガン難民援助の転換期を告げる象徴的な事件であった。十二年余に及ぶ長い難民生活に疲れた人々の間に大きな変化が起きつつあった。

一九八六年頃まで「自然発生的な民衆のレジスタンス」の名残を留めていた内乱は、米国の本格的な介入によって政治権力闘争に変質し、ムジャヘディン・ゲリラ組織の戦闘員も傭兵化していた。パキスタンの三百二十万人の難民たちも、「宿敵ロシア」が引きあげた現在、政治党派の煽る「聖戦」に動員される意味を疑い始めていた。

外国人の干渉に苛立ちを覚える心情が難民たちの間に拡がり、その鬱憤は外国のNGOにも矛先が向けられた。欧米系の団体に対する度重なる暴動・略奪事件である。まず槍玉に上げられたのは、外国人による「戦争未亡人の世話」をするプロジェクトである。イスラム社会において女性の問題は極めてデリケートである。「女性の教育と地位向上」の着想は確かに自国ではうけたであろうが、アフガン社会の伝統を彼らは見くびっていた。

これによって、関係団体のプロジェクトは壊滅、活動の閉鎖を宣言するとともに、欧米各国のNGOに対して注意を喚起しようとしたが、同様の事件は、周辺の難民キャンプに次々と飛び火した。

欧米NGO側は「犬でさえも何年も世話になった恩を忘れぬ」(ニューズウィーク紙)と反応し、自らの援助哲学の低劣さを暴露した。そこには、難民を犬以下呼ばわりし、現地事情や人々の習慣や心情を無視したプロジェクトのグロテスクな肥大、騒々しい自己宣伝、自信に満ちた自分の価値判断の絶対化とが見られるのみであった。

一九八八年のソ連軍撤退開始とともに押しかけた「アフガニスタン復興援助」ラッシュは、一つの結末を迎えつつあると言えよう。内戦状態の相対的安定は、クナールなどの地域で自然に「難民帰還」を促した。それは決して外国NGOや国連援助の結果ではなく、むしろ援助縮小によって促進された平和の結実である。

一九八三年以来日本の民間の良心に支えられてきたペシャワール会は、百以上に上る各国NG

Oの中では極小の団体に属する。しかし、我々が現地の信頼を勝ちえてきたのは、難民帰還も復興援助も短兵急にできる代物ではなく、いかに小さく遅々たる歩みでも、現地の人々による現地のための人づくりを主眼にすべきであるという判断と方針を貫いてきたからである。

我々のチームは、総勢三十二人の小所帯で、日本で唯一の現地救援団体とはいうものの、うち三人のみが日本人ボランティア、後はアフガン人である。長期的展望に立って戦後の農村無医地区の診療体制のモデルを創出することを目指している。だが、そのためには長い長い年月と試行錯誤が必要である。更に重要なのは、援助する側から現地を見るのではなく、現地から本当のニーズを提言してゆくという視点である。

彼らは外国人の情熱のはけ口でもなければ、慈善の対象でもない。日本人と同様、独自の文化と生活意識を持った生身の人間たちである。わがチームは外国人の活躍場所を提供するために存在している訳ではない。

我々は現場を無視した欧米諸団体の動きを苦々しく見てきた。デタントと自由化の波に沸き返るヨーロッパ諸国の関心をよそに、多くのアジアの発展途上国では何が起こりつつあったのだろうか。ペシャワールで我々が目前にしたのは、援助という名の干渉、発展途上国に対する配慮のなさと優越感であった。「世界秩序の再編」とは、これら底辺のアジア諸国にとって干渉と圧迫の別の形態にすぎない。

我々はこのような流れに抗し、アフガン情勢の転換期の今こそ日本の良心を体現し、徹底してアジアの同胞としての目の高さを失わず、将来日本とアフガニスタンをつなぐ、地下茎の如き懸け橋になりたいと心から願っている。

湾岸戦争と日本

初め、それは高校野球の中継のようだった。テレビは米軍の大戦果を流し続け、評論家が他人事のように戦争を語った。テレビゲームのようでもあった。バグダッドを走る無数の閃光は、その下で多くの市民が飛び散るのを感知しないようだった。

何よりも、一つの破局の開始が日本を席巻した事実に、我々はどれほどの危機感を自覚していただろうか。多国籍軍への九十億ドル追加援助表明で、日本は米国の同盟国として事実上参戦したのである。数億のイスラム住民に敵対する戦争遂行を、進んで「断固」表明した。

私たち福岡市に本部を置くペシャワール会は、過去八年間、アフガニスタン難民があふれるパキスタンのペシャワールで診療活動をしてきた。民間の良心に支えられた小さな団体だが、イスラム住民と苦楽を共にする者として、現地の声なき声を届けねばと思う。

一般に、イスラム教徒の英米に対する感情は非常に悪い。「アングレーズ」（英国）は、敵の代名詞だ。現地庶民の平均的な反応は、「イスラムの同胞に武力を向けたフセインは確かに悪い。だが、事もあろうに米国を聖地に引き入れ、イスラム教徒同士を戦わせたサウジアラビアははるかに悪い」だった。

西欧列強の利害で線引きされたに過ぎない国境を越えたイスラムの一体感を、日本人は余りに過小評価している。西欧的な国家観を共有できるということが、そもそもの誤解だ。多国籍軍に一部アラブ諸国が参加しているが、これも民衆の意志の代弁ではない。

もう一つ、奇異なのは日本人の異常な「国連信仰」だ。ペシャワール周辺の北西辺境州だけで二百七十万人ものアフガン難民は、国連機構のずさんな情勢判断や帰還計画、現地の実情に無理解な欧米の非政府組織との摩擦などの中で、混乱のまま放置されている。

ほとんどのイスラム住民にすれば、日本で自明とされる「国際秩序」や「国際正義」も、欧米勢力の押し付けた虚構としか思えていない。それは今回の事態と、放置されたままのパレスチナ問題に関する国連決議との間で明白な、中東問題に対する「二重基準」を挙げるまでもない。

日本の動きが現地活動に与える影響が心配される。すでに一部伝えられるように、イスラム住民の対日感情は徐々に悪化するに違いない。湾岸戦争突入で、パキスタンでは激しい反米英デモが荒れ、一週間の外出禁止令が全国にしかれた。

私たちは、イスラム住民の反英米感情からくるテロを避けるため、中立で親イスラム的と見なされていた日本の国旗をわざわざ掲げてきた。これを取り外さざるを得なくなる事態も懸念される。

湾岸支援策の決定に当たっては、それなりの判断があっただろう。だが、我々は歴史的転換期とか、国際的役割とか言う割に、余りに自分自身を省みる態度に欠けていなかっただろうか。目先の「国際的貢献」の議論よりも、米国の一方的な価値観と情報のみで踊らされる現実にこそ、恐怖するべきではなかったか。明治以来の「脱亜入欧」の一つの結末を、いま見る思いがする。

国際秩序という時、そこには欧米と文明観・価値観を共有しているわけではないアジアの同胞への地についた理解が欠かせない。自分たちのアジア観の再検討が迫られている。

半世紀前、ほかならぬ日本自身が、伝統社会と西欧近代化のきしみの間で、対米戦争という形で苦悩した。戦争の総括は終わってはいない。ヒロシマ・ナガサキと数百万の「英霊」たちの犠牲の意味は、今こそ問われねばならない。

失墜した「JAPAN」

私たちの現地活動は一九八三年以来八年目を迎えた。この間、ペシャワールを拠点にパキスタン北西辺境州のらい根絶計画で次第に重きをなすと共に、今なおその近郊に三百万人以上居住するアフガン難民の診療に携わり、国内に対しては人的交流を通じて貴重なアジア理解の場を提供し続けてきた。

ペシャワール会の現地組織の旧名はALS（アフガン・レプロシー・サービス）で、一九八八年ソ連軍の撤退に伴ってアフガニスタン復興を医療側から支えるべくJAMS（日本―アフガン医療サービス）と改名、活動を拡大した。これには二つの目的があった。第一に、誤解を受ける「レプロシー（らい）」の名称を消して活動しやすくすること、第二に、イスラム住民の欧米団体への反感やテロ行為のとばっちりを避けるため、日本＝アフガニスタン合同の民間の良心に成ることを鮮明にしたのである。

ところが、湾岸戦争の勃発はＪＡＭＳの活動にも影をおとした。日本の心ない参戦によって、今までイスラム住民の尊敬と希望の的であった「ＪＡＰＡＮ」は、宿敵英米の走狗であるという印象を拭えなくなった。彼らの対日感情は一挙に悪化したのである。

我々は当初から、欧米諸団体へのテロ活動が誤ってＪＡＭＳに及ぶことを恐れ、彼らと一線を画すべく、間違えられぬように施設や車両に小さな日の丸を描いていた。これは良好な対日感情を利用しての、いわば政治的自衛手段であった。しかし、今回は同じ目的でこれを塗りつぶすという、皮肉な結果になりそうである。

おそらく、日本人の大部分は、自分が積極的に「参戦」しているなどとは思っていないだろう。まして、数億のイスラム住民への敵対行為を開始したなどと言えば、誇張された独断だと思われよう。しかし、湾岸戦争の勃発以後、日本が多国籍軍に「断固たる支持」を表明し、強力な財政支援を決定した事は、現地イスラム住民の間に当惑と敵意を徐々に拡大してゆくだろう。

明治維新以後、脱亜入欧で近代化に邁進してきた日本の舶来病は、ここに極まった。それは依然として日本人の主流が欧米世界を国際社会とし、発展途上国の立場に立てぬ無神経さを露呈したからである。ペシャワールというイスラム世界の片隅から見れば、日本で自明とされる「国際秩序」なるものは、「欧米秩序」であり、混乱と干渉を正当化するフィクションである。

我々が過去営々と築き上げてきた現地活動は、欧米への卑屈な迎合とアジア世界への無理解とによって、一撃で突き崩される可能性もある。日本人はイスラム世界の持つ一体感、一種のインターナショナリズムを余りに過小評価している。

国家もまた、多くの場合フィクションである。「多国籍軍」の中にイスラム教国があるではないかというが、そもそも当の国民がまともに「国」があると考えているかどうかも疑わしい。

「国際化、国際化」というのは構わぬが、それは何も流暢な英語を喋り、西欧的教養のスマートな文化人のサロンを製造することではない。我々は、むしろその逆を訴える。自国の文化も含め、異質で多様な価値観への包容力と豊かな理解こそが国際化の神髄でなくて何であろう。まして、「戦争協力が国際的貢献」とは言語道断である。

ちなみに、かく言う私自身は何の変哲もない日本人であり、一人の心貧しいキリスト教徒にすぎない。何も好きこのんでイスラムの弁護をしている訳ではない。しかし、今回の湾岸戦争の勃発によって、予期せぬ危機がペシャワール会の現地活動に訪れ、改めて我々のアジア理解＝人間理解の薄っぺらさ、平和の虚構を骨身に思い知らされた。

ある現地の友人の言葉が胸をえぐる。

「私は日本を尊敬しています。日本人が戦争による惨禍を知っているからです。ヒロシマ・ナガサキが日本の都市だからです」

芽生えかけた友情と、心血を注いで育ててきた良心的事業が、心ない無知によって打ち壊されるのは耐えがたい。「我々のペシャワール」を守れ、と心から訴える。

国際秩序の虚構とアジア世界

一九九一年二月下旬、私はアフガニスタン国内診療所開設の状況調査のため、アフガン人のスタッフの葬儀に加わり、パキスタンのペシャワールから更にアフガニスタンの山地に入っていた。あれほど騒がれた「難民帰還」と、押し寄せた欧米ＮＧＯの復興援助ラッシュの狂宴が嘘のようである。ソ連軍撤退後二年経つ今も、内乱さえ終結していない。田畑は荒れ果て、破壊された村落は、まるで廃墟と化した遺跡のようであった。

国連の青写真に基づく、莫大な費用をつぎ込んだ「難民帰還計画」は、三百万人の難民を置き去りに、複雑な対立と札束による民心の荒廃を残して終息に向かっている。地元住民、ゲリラ組織、アフガニスタン政府軍の三つ巴の抗争に加え、湾岸戦争の影響はアフガン人内部に、複雑な対立を更に増し加えていた。

砲声を遠くに聞きながら、質素な葬儀には武装した数百人の住民が列席していた。埋葬の後、イスラム僧が祈りを捧げて説教をした。固有名詞は注意深く避けられていたが、その言葉は時局を反映して耳に痛々しかった。

「我々（パシュトゥ民族）は、かつてアングレーズ（英国）に対して歴史的な闘争を行ってイスラムと自治を守り抜いた。そして、今も断乎たるジハード（聖戦）を続けている。だが、注意せよ。イスラムの同胞をイスラムの名で圧迫するのはイスラム教徒ではない」

住民たちの間にどよめきが起きた。

なぞなぞのようなイスラム僧の言葉の背景はこうである。――現地ではアラブ系の団体が勢力を持ち、更にソ連＝アフガン政府軍と前線を構えるゲリラ組織がミニ軍政を敷いており、住民は砲火と干渉の中で辛うじて自治を守ろうとしていた。十二年にわたる内戦に疲れ切っており、大多数は難民としてパキスタン側に移っていた。しかし今、心情論から米国に与《くみ》するサウジアラビアを非難すれば、財政的に日干しにされるだろう。他方、過激なイスラム主義のゲリラ組織（後の北部同盟）は、「イスラム」の名において共産主義政権以上の暴虐をふるう――およそこのような状況下での苦しい呼びかけだったのである。

私は別の立場からこれら純朴なイスラム住民の反応を恐れていた。湾岸戦争に日本が九十億ドルという巨額の追加支援をすることが大々的に報じられていたからである。希望と尊敬の的であった日本が、実は「宿敵米英の走狗」であったという裏切られた印象を拭い切れなくなっていた。事実、サウジアラビアと直接の利害関係のないイスラム住民は、公然と「フセイン万歳」を叫び、ペシャワールの街角のあちこちに肖像画が貼られていた。湾岸戦争勃発以来、激しい反米デモが荒れ、国際難民援助組織にもテロ活動が及んだ。欧米人の姿が消え、一部は帰国し、残留した者も一時的なパニック状態に陥っていた。

しかし、ペシャワールよりもさらに隔絶された好戦的なパシュトゥ部族のイスラム伝統社会の密室の中で、共にイスラム僧の説教に耳を傾けている自分が奇妙な立場にいると思った。日章旗を描いたジープが遺体を輸送し、私は友人として扱われていた。それは我々のアフガン人チームが献身的な活動で地域のパシュトゥ住民の信頼を勝ち得てきた成果であり、この状況下では奇跡的とも言えた。

ＪＡＰＡＮの名は、日露・太平洋戦争と共にヒロシマ・ナガサキで奥地にまで知られている。「日本はイスラムをどう見ているか」という難問に対して、「我々はアッラーの欲する平和を愛する。内戦で諸君は何を得たか。平和こそが日本の国是だ」という発言は、現地で常に共感と説得力をもったものである。しかし今回は、どうしても後ろめたい、屈折した気持を抱かざるを得なかった。

一方、欧米を敵に回しては経済的存立の危ういパキスタン政府も、基本的に前述のイスラム僧と同様な矛盾に追い詰められていたと言える。七千五百人の兵隊を多国籍軍に送っていたものの、「イスラム」でしか国家の同一性を保ち得ない国にとって、苦渋に満ちた決定であったにちがいない。やがて政府は、九五パーセントを占めるイスラム民衆の非難の矢面に立たざるを得まい。

米ソの冷戦構造の変化で「前線国家」としての意味が失われた今、この時局下でパキスタンの一体性を辛うじて繋いでいたのは、インドにおけるイスラム教徒迫害事件と、カシミールのイスラム住民の反乱である。一億三千万人の複合民族国家の脆弱な基盤を、隣国との地域紛争と外圧への抵抗でしか支えられない一つのアジアの悲劇がここには厳然と存在している。

そして日本は、多くのアジアの民衆にとって更に遠い存在となった。

見えざる平和勢力

一九九二年四月初め、ラマザン（断食月）明けの祝日イードを控え、ペシャワールの人々の間には何かを待望する空気が満ちていた。それが漠然としたものであっても、明らかな一つの時代の転換を誰もが意識していた。国連の音頭による不可能なアフガニスタンの「総選挙」を間近に予定し、「何かある」と予感されたばかりではない。すでに一九九一年の末頃から、巷には終末的な救世主到来の噂さえ囁かれ、戦闘はあちこちで影を潜めつつあった。大部分の人々は、「党派・非党派」という明快な二分法であらゆる動きを受け止めていた。二百万人の死者と六百万人の難民を出した十数年にわたる内乱の果てに、多くの難民に共通していたのは一種の諦観にも似た政治不信と疲労の色であった。誰もが政治的スローガンで踊らされる愚かさを身に染みて感じ、平和を切望していたのである。

果たして四月中旬、「アフガニスタン」が再び紙面をにぎわせ始めた。日本国民の中には、もうアフガニスタンなぞ昔の話で、難民が今もって居たのかと驚く向きもあった。

だがアフガニスタンが世界を沸かせたのは、一九七九年の旧ソ連軍侵攻以来一度ではない。ソ連軍撤退前から、私たちは諦めの気持で「伝えられざる人々の現実」をつぶさに見てきた。一九八八年の時も、世界中が今にも難民帰還が実現するような誤った報道で沸きかえったではないか。しかし、米ソの武器援助は続き、混乱はさらに拡大した。アフガニスタンはソ連・米国・中国製と、まるで地上戦の中小火器の巨大な国際市場の様相を呈した。そして、莫大な金を浪費した国際援助ショー「難民帰還計画」もまた、山師的なプロジェクトの横行の末、事実上終息した。殺到した百以上の欧米救援団体は閉鎖された。軍靴で踏みにじられた人々が、今度は援助の名の下に札束で頬を殴られたと感じたのは当然とも言える。

和平の動きは、人々が自分で勝ち取ったものである。確かに冷戦の余韻という点から見れば、今年一月（一九九二年）の米ロの武器供与停止が重要な意味をもって見えるが、実は戦に翻弄された人々のこの無言の圧力こそが、政治勢力の跳梁を封殺する底力なのだ。

「王政復活による再統一」という米国のシナリオは、今回の一連のできごと、即ち自主独立の帰郷、国際支援をあてにしない農村共同体の復活――で見事に頓挫した。アフガン戦争が冷戦構造における米ソ激突の象徴であったとすれば、現在の動きは冷戦後の米ロの無力の象徴である。国連の姿もそうである。今やできることは、かろうじてナジブラ元大統領の安全を確保するのみであった。国連の権威と信頼感は名実ともに失われた。紛れもなく、一つの時代の終焉であった。

「米ソ冷戦構造の崩壊と民族主義の噴出」という単純な脈絡では現地を理解できない。もともと中央アジアにはヨーロッパ的な民族主義や国家観は存在していなかった。イスラム自体が一種のインターナショナリズムを基調としており、カスピ海からペシャワールまで、割拠性を持ちながらも人々はイスラム教徒として同一性を自覚するのが普通であった。日本人はこの事実を余りに過小評価している。

米国のてこ入れによって深刻化した政治党派の乱立も下々には無縁で、多くの者には党派を超えた血縁関係の方がもっと身近であった。大部分の声なき人々は、何かの主義や思想で動いていたのではない。固有の生活空間を脅かす外敵から郷土（国土ではない）を守る単純な動機で戦い、そして戦いを拒否したのである。

このような平和へのうねりこそ、冷戦後のアジアの民の健全な反応というべきかもしれない。ペシャワールの欧米人の間では、ごく最近まで、国連軍の進駐こそが唯一の道だとまことしやかに説かれたものである。だが、国連の威信は完全に地に墜ち、戦火に痛めつけられた人々の平和への切望こそが強大な力であることをアフガニスタンは実証しつつある。もはや紆《う》余《よ》曲折はあっても、この基本的な流れは変わらないだろう。

翻って日本を見れば、ＰＫＯと並んで戦争責任の論議がかしましい。一九七九年の旧ソ連軍侵攻から今回の自発的な難民帰還までが断片的に我々の頭の中でつながり、国連の役割が過大評価されているとしたら、そら恐ろしいことである。当事者たる米ソがアフガン難民に謝罪したとは寡聞にして聞かない。国連が無策を反省したとも聞かない。

たまたま現地に長く居て現実と日本側の認識のズレが分かる訳で、同じことが他地域の理解でも生じているとすれば、私たちはもう一度、自分の持つ世界史の認識を問い直さねばならぬことになる。アフガニスタンを「知られざる民の現実」と呼ぶならば、日本という「知らざる民の現実」をも顧みざるを得ない。

見捨てられるアフガンの民衆

アフガニスタンでは一九九二年四月、カブール政権から、ゲリラ勢力穏健派の暫定評議会が全権を譲り受けた政変劇後、爆発的な難民帰郷が人々を明るい興奮に駆り立てた。しかし、八月には党派組織同士の大規模な衝突で数千人が死亡、二万人が市外に退避して一転、暗いニュースが世界に流れた。九二年十一月末、私は医療活動のためにカブールを訪れたが、その後も散発的に政争が伝えられ、本年（一九九三年）一月には再び党派同士が市街戦を演じた。この国の政治的安定はまだ遠い。

私たちのチーム（現PMS）は、「ペシャワール会」（会員二千五百人）という小さな日本の民間援助団体に支えられる医療組織（一病院二診療所）である。八六年に結成以来、アフガン難民の無料診療を続けながら長期的展望に立って現地スタッフの育成に力を注ぎ、内乱によって荒廃したアフガニスタンの復興を医療面から支援すべく活動してきた。現在八十人の現地スタッフを抱え、九一年十二月からアフガニスタン内にも診療所を開設、本格的な活動を開始した。

七九年十二月の旧ソ連軍介入以後、実に十四年にわたる内乱で国土が荒廃し、約二百万人の死者と六百万人の難民を出したことを記憶する人もあろう。八八年、ソ連軍撤退でわいた世界は華々しい「難民帰還・復興援助」を企図《きと》したが、それらのプロジェクトは巨額を浪費したあげく、〝不発〟のままに幕を閉じかけている。

九二年四月以来、パキスタン・北西辺境州に逃れていた二百七十万人の難民は独力で帰郷し始め、現在まで約半数の百数十万人がアフガニスタンに戻ったといわれる。これに合わせて、わが診療所の患者数も飛躍的に増大した。初期の目的通り、「農村無医地区のモデル診療体制作り」は着々と進行しているものの、来春の第二派の大量帰還を予測すれば、暗澹《あんたん》たる気持ちになる。

夏までに帰郷して農村で何とか冬越しの食糧を蓄え得た農民はまだ良い。現在最も苦しいのは難民として国外へ脱出することさえできなかった都市への避難民、特にカブール住民である。昨年（一九九二年）十一月末に訪れたカブールは、聞いた以上にひどい状態だった。例年なら祝うべき初雪の薄化粧が、人々には死装束に見えたことだろう。厳冬を控えて、最低二百万人ともいわれる「国内難民」に飢餓が忍び寄っていた。

ごく一部を除いて、水、電気はおろか、食糧の絶対的欠乏のために物価が高騰し、冬を前に住民の状況は絶望的に見えた。カブールをはじめ高地では冬が厳しく、越冬用の食糧と暖を取るための薪は欠かせない。だが、ＷＦＰ（世界食糧計画）やＵＮＨＣＲ（国連難民高等弁務官事務所）

も様々な事情で補給を停止、手をこまねくのみである。ガソリンも途絶えてバスは動かず、庶民の足は奪われている。病院には国際赤十字から支給された薬品がわずかに残るだけだ。

都市機能は完全にまひに陥っている。日が落ちると全市は暗闇に包まれ、各政治党派の「分割占領」と権力闘争のため市街戦が日常化し、市民はおびえている。ウズベク族のドスタム派、タジク族中心のイスラム協会、中央山岳地帯によるハザラ族のイスラム統一党、パシュトゥンを背景とするイスラム党と、各派軍民が入り乱れて割拠、街角では銃を背にした兵士が検問し、市内の通行もままならない。日本を含め各国大使館はすべて閉鎖されている。人々が旧ソ連＝アフガン政府の崩壊した後に見たものは、別の政治スローガンを掲げる新しい暴君たちの抗争、生活の窮迫、無政府状態、そして確実に迫りくる飢餓地獄だった。

問題は、本当に復興支援の必要な今、援助プロジェクトが次々と閉鎖または縮小していることである。少なくとも保健医療分野では、東部アフガニスタンにおいて実質上私たちのみが活動を続けている。あの華々しかった「アフガニスタン復興協力」を思うと、あまりにさみしい顛末である。診療数は昨年（一九九二年）四月から十二月までに八万人に迫り、「ペシャワール会」が必死の補給で回転させているのが実情である。

「復興協力」はオリンピックとは違う。喝采を競う参加の実績が問題ではない。国連にこだわらず、工夫すれば可能なことも多い。「国際貢献」を錦の御旗にして「カンボジア」に人々の関心が集中している今こそ、巨費を投じたアフガニスタン復興援助の結末を謙虚に総括し、「人道的援助」の名に恥じぬ誠意を行為で示すべきではなかろうか。そうしてこそ、日本は真に国際的尊敬を勝ち得るはずである。

　おおかたの外国救援団体が「活動停止を余儀なくされる」なか、せめて自分たちだけでも日本の良心の証となろう、と願っている。

「政治性のない日本」への信頼

一九九四年九月中旬、米軍によるハイチ進攻が騒がれていたころ、ある新聞の片隅に小さな記事が掲載されたのに注意を払う者は少なかったろう。

「パキスタン、フランスから一〇億ドルで潜水艦購入を決定」

一〇億ドルという額が、パキスタンにとっていかに莫大なものであるか、多少とも現地の人々の暮らしを理解する者なら容易に理解できるだろう。確かにパキスタンは、東西をインド・イランという西南アジアの超大国にはさまれ、厳しい国際情勢に置かれている。アフガン問題がソ連の消滅によって脅威でなくなった今でも、ヒンズー教原理主義の台頭、カシミール問題をめぐってインドは依然としてあからさまな脅威である。とはいえ、印パ両国はそれぞれ独立以来、二度の戦争を含めて対立してきた。ニュース性から云えば、さして特別なできごとではなかったのかも知れない。

しかし、この小さな記事から憤りにも似た感想を覚えたのは、いくつかの理由がある。この果てしない軍拡競争がなぜ続くのかという素朴な疑問、「国際救援活動」で華々しく喝采を受けながら、誰にでも武器を売る国・フランスへの疑問、その過大な軍備負担のしわよせがどこに来るかという疑問、それらの国を範として「国際化」たけなわの日本への疑問、そして、そこまでの矛盾を強要する「近代的国民国家」そのものへの懐疑である。

こういう思いは、私が「アフガニスタン」にかかわり始めて以来である。一九八〇年代前半、西側諸国の「救援活動」は確かに目を見張るものがあった。豊富な物量と人材、対応の迅速さ、あるものはヒーローとして登場し、体を張って活動する様は、医療人の羨望の的でもあった。彼等の人道的気概を私は疑うものではない。

だが、私は現地に長く居て事を知り過ぎた。その後の顛末《てんまつ》に対する幻滅を、現地と共有せざるを得なかったからである。或る団体はアフガニスタン国内で不興をかって追放され、財源の一部を米国中央情報局（CIA）に依拠していたことをその報告書で知った。何よりも、現地の伝統文化を見下げ、「援助屋」として優越感をちらつかせる心ない人達の存在、世界の耳目が去れば風のように消えうせる逃げ足の速さには、ただただ感嘆するばかりである。彼らの活動に政治や経済の利害がないとは言わせぬ。まさに、この種の「救援活動」によってもたらされる情報が、タイミングよく売り渡される莫大な武器と無縁であるとは言えないのである。

日本国民も政府も、だまされてはいけない。多少救援競争に後れをとったからといって、劣等感を持つ理由は何もないのである。少なくとも、武器輸出を禁じ、政治的かかわりを意図的に避けてきた「日本の消極性」を誇るべきである。私の知る限り、現地で「政治性のない日本」への絶大な信頼を獲得してきたこの事実を、誰が知ろう。欧米から愚弄された日本の消極性は、現地では称賛と好意の対象であった。親日感情に陰りが見えてきたのは、実に日本で「国際化」が叫ばれ始めた時期と一致する。

日本人の称賛してやまぬ「欧米の人道的国際活動」、「デモクラシー」の表裏が、湾岸戦争であり、最近のハイチ侵攻である。湾岸戦争のとき、一二〇億ドルの拠出をさせられたうえ、「金だけですますのか」と卑怯者呼ばわりされた苦衷を思い起こせばよい（あのとき危険の中を平和目的の輸送に従事していた日本人もいた）。

日本は情報の遅れに煮え湯を飲まされたが、決して情報戦に負けたのではない。情報戦なるものは所詮、宣伝上手の化《ばか》し合いであって、虚構が事実を制することである。こんなものはいずれ破綻する。問題の本質は、戦争加担への断固たる拒否を、真の平和主義に依って表明しなかったことにある（それは、現実的に可能であった）。日本は、欧米に屈せざるを得ない自己の体質に敗北したのである。

あげくが、圧倒的イスラム民衆の対日感情悪化という代償であった。私たちが遠いアフガニスタンの山の中から、これまた遠い中米の小島の問題に無関心でおれないのは、このためである。アフガニスタンでは、先進国の「力による民主化」が、山村のすみずみまで取り返しのつかぬ破壊と殺戮をもたらしたのである。

近衛文麿が「英米本位の平和主義を排す」を発表したのは、第一次世界大戦の硝煙さめやらぬ一九一八年であった。その結果はともかく、それは新興中国の孫文の感動さえ誘った。だが、それから二十数年後の一九四五年、それは惨憺《さんたん》たる破局を以て潰《つい》えた。いま同様の論調が形を変え、「もたざる」発展途上国に説得力をもつときが来るだろう。戦後五十年の現在、「国際協調」へ露骨に鞍替えした「もてる」日本は、それに誠実な総括を用意しているだろうか。

折しも、日本の国連常任理事国入りとルワンダへのＰＫＯ派遣が、大々的に報道されていた。

異文化の中で

アフガニスタンはヒンズークッシュの山奥深く、真っ白で荘厳な峰々が立ち並ぶ、ここが私たちの活動地帯である。一九七八年に初めて当地を踏んだ私は、山岳会の一隊員にすぎなかった。その後、何の縁でか八三年に医師として派遣され、現在に至っている。

パキスタン北部辺境のハンセン病コントロール計画に始まり、アフガニスタン難民とのかかわりから、さらに国境を越えて活動を拡張してきた。現在、国境の町ペシャワールを拠点として、二つの病院と五つの診療所が日本の「ペシャワール会」の事業で運営され、合わせて一五〇人の現地スタッフとともに、年間二〇万人の診療を行っている。

赴任した当時はアフガン戦争の真っただ中であった。診療圏のパキスタン北西部の辺境州だけで二七〇万人もの難民があふれており、戦争と飢餓で倒れたものは二〇〇万人といわれる。

八八年からソ連軍の撤退が始まり、「アフガニスタン難民帰還・復興支援」で世界中から国際救援団体が押し寄せた。だが、数十億ドルを費やした援助ラッシュも、九一年の湾岸戦争までに事実上停止した。

この中で、私たちの活動は次第に協力者を増やし、逆に拡大の一途をたどってきた。ハンセン病コントロールには気の遠くなるような時間がかかり、緊急支援とはスタンスの異なるアプローチを求められる。このため、国際援助のあり方に下から触れ得ただけでなく、地元に溶け込むことで、別の見方が培われてきたと思う。

ペシャワールは、いわば中央アジアの国際都市に当たる。この中で最も頭を抱えるのは、国籍も言葉も異なる人々と、どうやって協力し、彼らをまとめるかである。必要な共通語だけで、ペルシャ語、ウルドゥ語、パシュトゥ語と三つある。

赴任直後はチンプンカンプンで、通訳を立てて診療していた。時には一人の患者を診るのに二人の通訳が要る。ところが途中で誤って訳され、頭痛が腹痛に変じ、妙な治療をしてしまうという笑えぬこともあった。まして、チームワークとなれば、驚くべき足の引っ張り合いやいがみ合いの世界で、苦心惨憺した。時には飛道具が出てくるから、今考えれば鳥肌が立つこともまれではなかった。

やむなく現地語を独学で学び、何とか世間話はできるようになった。だが、そうなると「知らなきゃよかった」ことも増えてくる。言葉を覚えれば楽になるかと思ったら、逆に悩みが増えた。ちょっとした言葉の間違いがとんでもない誤解を引き起こす。

まだアフガン戦争たけなわのころである。私たちは戦乱の中を地元ゲリラと協力し、ひそかに診療所開設の準備をしていた。住民の協力を得るには、彼らのように敬虔なイスラム教徒の言葉で、その良心や宗教心に訴えて語りかける。しかし、現地住民のパシュトゥ語は難解で、間違えることがよくあった。

長老会議で、私が「神がわれわれを作られたが故に」と言おうとして、「われわれが神を作ったが故に」と言ってしまったのである。イスラム教の世界を知らない方には分かりにくいが、これは大変なことである。みなの顔色がさっと変わった。横にいた部下が、ひじで私をつついて合図したので、すかさず「失礼、外国人である故、私のつたない言葉をお許しを。私も神を信じる者の一人……」と逃げた。

命懸けで覚えれば、言葉の習得も早くなるが、「言葉」は生き物で、その土地の文化や習慣が溶け込んでいるのだとつくづく思った。そのうち自分も現地風になり、日本からのボランティアが来ればまるで別世界の住人のように感じられる。誤解を招く態度にハラハラする。

女性には特に気を使う。日本の女性が愛想よく現地男性に振る舞うと、「気がある」と取られ、後々までたたる。勢い私は、日本人に対しては、「風紀委員」として忙しい。これを文化摩擦とでもいうのであろうが、初めのうちは往々にして、当人は意識できない。

一九九六年九月、「タリバン」というイスラム復古主義の軍事勢力が、首都カブールを陥落させた際、厳格なイスラム法実施に対し、西側報道では「時代錯誤」という嘲笑的な論調が一般的だった。強盗・婦女暴行は銃殺、窃盗は手の切断、女性のかぶりもの（ブルカ）の強制、「アフガニスタンは七世紀に戻りつつある」と報じたが、これは一面的な見方だ。タリバンの実施したのは田舎でごく普通に行われている慣習法だった。ほとんどの下層市民がタリバンの圧倒的な支持者であることは知られなかった。情報が英語の通じる西欧化された人々からのものに偏っていたからである。

私たちはつい援助する側の立場からものを見てしまいがちだが、そこにはそこの人々の喜びと悲しみがあり、よそ者が勝手な尺度で測れぬものがあることを知らねばならない。

現地で長く仕事ができたことは幸せだった。見かけの異文化を超えて、人として共有できる何ものかを求め、私たち自身が豊かになってきたような気がする。それは国際化とか、国際貢献とか、政治的プレゼンスとか、組織の利害とか、いかなる名利からも自由な地点に私たちを立たせてくれる。

元来折り合いが悪いパキスタンとアフガニスタンの人々が協力し、日本の無数の良心がこれを支える。戦乱と迫害に疲れた患者たちに慰めを与え、平和の懸け橋となっている。私たちは全世界を救うことはできない。しかし、与えられた場所で真心を尽くし、人々の立場で悩みも喜びも分かち合ってこそ、本当の「協力」ができるのではないかと思う。

民族・宗派超える絆めざす

アフガニスタンは今なお揺れている。廃虚の首都カブールでは昨年（一九九六年）九月、「タリバン（イスラム原理主義者）勢力」によって治安の回復がもたらされたものの、百万人以上の市民が飢えと隣り合わせにあり、子供たちが下痢症で簡単に落命している。

タリバンに関する断片的な情報はセンセーショナルなものだった。ナジブラ元大統領が吊るし首で市中にさらされた。女学校の閉鎖、映画・テレビ・ラジオの禁止、売春は石打ち、強盗は銃殺、窃盗は手の切断に処せられた。「アフガニスタンは七世紀に逆戻りした」と報じられた。

「ペシャワール会」は一九八四年以来、国境の町ペシャワールを拠点に医療活動を続ける非政府組織である。現地には、ＪＡＭＳ（日本―アフガン医療サービス）とＰＬＳ（ペシャワール・レプロシー・サービス）の二つのプロジェクトを持つ。現地スタッフは百三十人（日本人三人）、二つの病院を拠点に、アフガニスタン東部山岳地帯に三つの診療所、パキスタン北西辺境州に二つの診療基地を配備し、年間二十万人の診療を行っている。

この間、アフガン戦争を初め、幾多の戦乱と権力の変遷、現れては消える海外援助活動とは無縁に、患者や現地スタッフたちと泣き笑いを共にし、現地活動を継続してきた。

私たちが国境にまたがる長期活動を行うのは、「ハンセン病根絶計画」が活動の出発点だからである。一九九七年現在、人口一千万人の同地域の登録患者数は六千人を超え、未治療患者は二万人以上と推定されている。ハンセン病は両国にまたがるヒンズークッシュ山脈の国境地帯に多発する。ほとんどが山村の無医地区で、ハンセン病だけを対象にできず、広く一般診療を掲げて地域の保健衛生全体にかかわらざるを得ない。しかも、複雑な民族分布の中、戦火をくぐって広大な山岳地帯に診療活動を展開するのは、短期間のプロジェクトでは不可能である。

七九年のソ連侵攻以後、様々なことがあった。昨年九月以来のタリバン台頭はその一断面である。二百万人の死者、六百万人の難民を出した戦争の記憶も薄れがちな中、今年五月、一時パシュトゥ族のタリバンが全土を統一するかのように見えた。それも北部のウズベク人勢力や、前政府軍国防相マスードの率いるタジク人勢力の頑強な抵抗にあい、事態は第二のユーゴスラビアに発展しかねない様相を呈している。

だが、民族・宗教主義を陰で操る西側と周辺諸国の干渉の実態は伝わってこない。タリバンが時代錯誤なら、欧米諸国の対応は十八世紀的な帝国主義列強を彷彿させた。カンボジアで「独裁政権の制裁」を叫ぶ人権主義の米国が、タリバンに軍事援助する。人権主義の雄・フランスが、相手かまわず武器を売る。自由ロシアが、北部の勢力を後押しする。その背後にあるのが、国際資本による中央アジアの石油争奪戦である。

思い返せば、目まぐるしいアフガン情勢も決して特殊ではなく、世界的規模で進行する近代化の矛盾を象徴的に引きずっている。冷戦も自由化も実は等質なのだ。武器で蹂躙《じゅうりん》されたあげく、援助の札束で叩かれた人々は、国家を含め、あらゆる既成権威への信頼を失いつつある。ここに常軌を逸した混乱が生じる間隙がある。

旧ユーゴスラビアを見るまでもなく、安っぽい敵意の共有が、いかなる結果を招くか、我々は知っている。複雑な民族構成の中で、現地活動は容易でなかった。パキスタンとアフガニスタン、パシュトゥ民族とペルシャ語系民族、キリスト教とイスラム教――様々な対立の縮図を私たちも引きずりながら、異なる民族・宗派のスタッフを束ね、辛うじてチームをまとめてきた。

この十三年の活動をふまえ、現在ペシャワールに恒久的な基地病院を建設している。厳しい経済環境のなか、建設資金もその七割にあたる三千五百万円が日本全国の市民から寄せられ、来年（一九九八年）四月には開院する。

私たちの小さな試みが、明日の平和につながる大きな絆となることを、祈らずにはおれない。

極貧患者に罪負わせる道理ない

インドに引き続き、「パキスタンの核実験」は、全世界に深刻な衝撃を与えた。紛れもなく、一つの時代の終焉であった。平和を国是とし、ヒロシマ・ナガサキの祈りを絶やさぬ日本国民にとっては当然の怒りであった。

私たち「ペシャワール会」は、パキスタン領内のペシャワールを本拠地として十五年間、ハンセン病コントロール計画に従事してきた。現地庶民の実情を理解する者として、今回の事件に一言を述べざるを得ない。

一口に「パキスタン」と言っても、一億三千万人を擁する複合民族国家である。イスラム教を国是に戴くが、その統一は容易ではない。特に二度も戦火を交えたインドに対する警戒心は想像を超える。更に、過去の分離運動や最近の国内治安の悪化は、何らかの思い切った措置が必要であった。核実験は、その一環とみることができる。それほど追い詰められたものがあったといえよう。

　だが、誤解を覚悟で述べれば、核兵器という大量殺戮兵器の拡散は、近代化と技術文明の帰結であり、時代の趨勢であった。彼らがこの「力による正義」を、他ならぬ先進諸国から学んだことを忘れてはならない。事態は超大国が核兵器削減を骨抜きにしてきた時代に種がまかれたといえよう。

　また、パキスタンの中にも、平和を願う人々が多くいることも事実である。殊に、私たちのいるアフガニスタンとの国境の町・ペシャワールは、半数がアフガン人、二百万人の死者を出したアフガン戦争の記憶は生々しい。今回の実験に対して、人々は意外にさめている。彼らは戦争に疲れ、ひたすら平和な生活を祈っているからである。敵を共有する仲間意識がいかにもろいものであるか、彼らは骨身に染みている。

　冷静にみるなら、単に「制裁」鉄拳を振り翳《かざ》すだけでは、事の解決にならないだろう。パキスタンだけを生《い》け贄《にえ》の子羊にしてはならない。敵は実は我々の中にある。世紀末的な破局への不安が、更に拡大する中で、恐れるべきは集団の不安と狂気である。そして、私たちが自らをも内省し、口先や理念ではなく、相互理解と宥和への道を忍耐強く探る努力を怠らぬこと、それが回り道のように思えても、唯一の道だろう。「原爆を持てる国にどうして支援が必要か」という声も当然ある。だが、極貧の患者たちに罪を負わせる道理はない。「平和」を掲げる現地事業の使命は、いっそう重大になりそうである。

対立超え基地病院建設

自省を無くし本来の目的と希望を失う時、組織はよどみ、権力は腐敗する。大袈裟かもしれないが、私たちペシャワール会の現地事業でも、この一年、似たことを経験したように思える。

発足して十五年を過ぎた事業は、今や百五十人の現地職員を擁し、ペシャワールに二つの病院とパキスタン・アフガニスタンの山岳地帯に五つの診療所を持つ医療組織に成長した。その診療数は年間十五万人を超え、淡々と人々の海の中を泳ぎ回るように、活動を展開してきた。現地では住民の厚い信頼も得、殊にアフガニスタン東部ではほとんど唯一の医療チームであった。そして、このことは私たちの一種の誇りでもあった。

一九九八年四月、私たちが第一期十五年の節目を置き、今後第二期三十年の基地・PMS（ペシャワール会医療サービス）病院を苦心惨憺《さんたん》の末に建設したのは、活動の出発点に立ち戻る意図が込められていた。即ち、未だ増え続けるハンセン病六千人の患者たちのケア、同病が多い山村無医地区の診療モデル確立を国境を越えて行うことである。しかし、その歩みを始めたとき、何処《いずこ》も変わらぬ人間の病理に遭遇せざるを得なかった。七千万円の募金と二年の時を費やしたＰＭＳ病院建設は、初めからいばらの道となった。

九八年四月、盛大な仮開院式を終えたものの、建築業者とのトラブル続きで、旧病院からの移転がじりじりと引き延ばされた。このままでは事業そのものが倒壊すると見た私たちは、九八年十一月を期して一挙に移転を敢行、建築業者を追放して未完成の病院で診療を開始した。その経過は『医は国境を越えて』（石風社）に詳しい。幸い地元民の協力があって、完全に自前で建築を継続しながら、他方で組織再編に着手できた。

だが、病院建設とは建物だけではない。人こそが石垣である。わけても私たちを悩まし続けたのは人々の割拠性であった。アフガン人とパキスタン人、イスラム教徒とキリスト教徒、異なる民族・血縁集団、これらが幾重にも重なって複雑な対立が生まれた。覚悟はしていたものの、彼らを束ねてゆくのは、容易なことではなかったのである。これに加えて、印パ国境で軍事衝突あり、パキスタンの核実験あり、米国によるアフガニスタンへの巡航ミサイル攻撃あり、九九年十一月はパキスタンで軍事クーデターが起きるという有り様で、文字通り内外の騒然たる状況で事業は行われた。

「国境を越えての協力」とは、誰もが納得する美しいスローガンである。しかし、身近になると誰もが土壇場で躊躇《ちゅうちょ》する。私が学んだのは、高い理想で結び合うより、共通の敵を仕立て上げる結束の方が、はるかに容易だという人間の病理である。これに自省のない驕《おご》りが加わると、手の付けようがない。事実、私たちが打ち出した新体制は、ことごとく無用な対立で妨害された。

ここに至って私の忍耐も限界に達し、「たとい全員を解雇してもゼロから再び出発する」と非常事態を宣言、綱紀粛正を掲げて公私混同や怠業を厳しく取り締まり、悪役にされることを覚悟で臨み、夜は拳銃を枕に眠った。厳格な退役将校を事務長に迎えたときは、正直ほっとしたものである。こうして一応の診療秩序が回復、予算削減にもかかわらず、年間診療数二十万人の水準に復しつつある。他方で、病院に適した人材養成を目的に、「医療助手養成コース」を正式に発足、意欲ある青年たちを集めて将来に備えている。

前後してパキスタンでクーデターが起きたが、現地社会はまたもや大きな変動期に入っている。意識しなかったが、私たちの苦悩も、その一角に過ぎなかったのだろう。

長い道程ではある。しかし、私たちの対決するものは、現地でこそ極端な形で現れたが、実は普遍的な人間の病理だと思い当たる。

日本とても他人事ではない。訳の分からぬ犯罪や、政治屋たちの猿芝居、幼稚な風俗を見聞きする毎に、将来に不安を抱く。Ｅメールが行き交い、ネットワークが張り巡らされ、世を挙げて情報化に忙しい。だが、伝達手段ばかりが徒《いたずら》に発達し、中身は手軽で薄っぺらになってゆく。問題が表層で捉えられて処理されるだけ、よけいに不気味である。

この中にあって、私たちは安易に平和や国際協力を語らない。それは生身の人間の現実に肉迫することでしか得られないからだ。もし私たちが現地活動に何かの意義を見出すとすれば、そこに手ごたえのある「人間との対峙」と、確かな「人間の絆《きずな》」を感ずるからなのだろう。

最後の砦　会員への手紙

皆様、お元気でしょうか。

ペシャワールは十月に入ってやっと夏が過ぎ、扇風機が要らなくなりました。患者たちも増え始め、連日二百名前後の外来を受け付けています。病院の建物も、その後少しずつ充実し、研修宿泊施設の完成も間近です。ワークショップの建築も始まりました。広がる緑の芝生が目を和ませてくれます。大混乱の末に移転を強行した一年前、まるで沙漠の中の遺跡のような建物であったことを思えば、今昔の感があります。

しかし、病院の建物は出来ても、本当の建設はまだまだ途上にあります。現在、事務管理部の強化と、今秋にスタートする医療者の「教育計画」が将来のカギを握ると読み、これらに力を注いでおります。

九月に帰った早々、職員たちに伝えたのは、「我々はゼロから始めた。いったん君たちを全て解雇し、再びゼロから始めるにやぶさかではない。文句があるならば当院を去るように」という厳しい言葉でした。

百六十名の現地スタッフの管理は、日本で想像されるほどヤワなものではありません。小生が留守から戻ると、「また振出しから」ということが少なくありません。このところ院内で肝を冷やすような不祥事が続き、綱紀粛正を掲げて大掃除を行っております。軍隊以上の規律を徹底し、違反者を容赦なく処断するのです。処罰も、「改善なき場合は解雇または一年間山奥の診療所勤務」というもので、早い話が島流しです。今までの「まあまあ」でやってきた者は、きっと耐え難いことでしょう。

一つの例外を許せば、無秩序で病院が破綻する。正直言って、こんな仕事が小生には最も不向きなのですが、誰もやらなければ自分でやる以外にないのです。しばらくは敵を作ることも辞さず、鉄の掟で規律ある診療態勢を回復すべきかと思っております。このところ病院では、久しく笑顔を見せることもありません。損な役回りです。

いまどき「軍隊的規律」や「島流し」など、聞いただけでアレルギーを持つ方もおられるでしょうから、多少説明が要ります。三国志に「諸葛孔明、泣いて馬謖《ばしょく》を斬る」というのがあります。名軍師が、掟に従い、違反を犯したかわいい部下を自分で斬って、全軍の風紀紊乱《びんらん》を収めたというものです。無政府的な下剋上《げこくじょう》や身贔屓《みびいき》が横行する現地社会にいますと、このことがよく分かるのです。決して自分が諸葛孔明ほど偉いとは思いませんが、人を束ねて何かまとまった事を起こすには、それほどの覚悟と非情さが要ることもあるということです。二十一世紀が始まろうとしているのに、現地の人々の心情と慣習は中世を出ていない。この時代的な格差は恐らく、今の日本人には分かりにくいかと思います。

こうして、現地の論理と日本の論理との板挟みにあるのが実情ですが、ふと思うのは自分の年齢です。私も子供のときは父親に対して恐怖にも似た畏敬を抱いていました。否が応でも、父親には絶対服従でした。それが後になって、わが子の教育の為だったと気づくのに時間がかかったものです。現地には「独立した個人」というものがありません。また、あったにしても、個人の自由とは何でありましょう。野放図な自由の幻覚が何を日本にもたらしてきたかを考えると、どうしても懐疑的にならざるを得ないのです。

ところで、こうまでして診療態勢を引き締めるのは、実は深刻な訳があります。ペシャワールの公営病院が財政難で次々と民営化に踏み切り、貧民の診療が次第に困難になってきたからです。外国団体経営の病院は次々と閉鎖し、矛盾を抱えながらも慈善病院として機能してきたミッション病院も、完全独立採算制を打ち出しています。医療技術の進歩が高額医療をもたらし、健康保険制度のないパキスタンやアフガニスタンでは、貧しい人々がまともな医療の恩恵を受けることがさらに難しくなってきました。逆に他方ではこざっぱりした身なりをした人々が病院に出入りし、もう少しで先進国に手が届く医療も夢でなくなりつつあります。また、現地の指導層たち自身がそれにあこがれ、外国が協力します。だが、その進歩と豊かさの分だけ、ぼろぎれのように遺棄される病人たちが急増していきます。これは、上から下を見ていては分かりませんが、確実に進行している非情な現実です。わがＰＭＳ病院の規律の「中世的非情さ」とは比較にならぬものでありましょう。

かつて華やかだった「ハンセン病診療」に至っては、ほぼ絶滅に近いと言えます。ハンセン病が絶滅されたのではなく、その診療施設が絶滅されたのです。端的に言えば、ハンセン病診療がカネ（チャリティ）にならなくなったからです。笑い話では済まされません。十月中に、わがＰＭＳ病院で「特別診療科」が始まり、ハンセン病患者の診療も強化されます。なお、ラシュト診療所は冬季を除いて定着し、長い懸案のコーヒスタン診療所は十一月から常駐体制となります。「新教育計画」は徐々に効果を表わしてくるでしょう。

こうして見ると、ＰＭＳ病院の存在は、少なくとも現地の医療面で、人の心が守るべき最後の砦《とりで》だと述べても誇張ではありません。毎朝、「覚めてにらむは敵の空」の心境ですが、こういうときこそ冷静を保ち、平衡感覚を失わぬことだと改めて気をつけております。現地・日本共に、各人各様の事情はありましょうが、ここは断固として私情を殺し、どうしても厳しい表情にならざるを得ない今日この頃であります。

「解放」された無秩序

2000―2002

戦慄すべき出来事の前哨戦

嵐のように過ぎ去った一年だった。殉職者二名と負傷者五名を出し、まるで戦争のようだった。アフガニスタンの現実は情報の密室というべく、殆ど日本に知らされなかったが、心ある人々の手によって、かつてなく大規模、かつ速やかな対応ができたと思う。これは、ペシャワール会が過去十七年間築いてきた地元との信頼関係が大きな背景にあったからである。

アフガニスタンの大旱魃《かんばつ》は、世の政争や騒々しい自己宣伝をよそに、やがて全世界規模で起きる戦慄すべき出来事の前哨戦《ぜんしょうせん》に過ぎないように思える。そして見聞きする多くのことは、私たちの常識、世界観を根底から問うものであった。単に国際協力に止まらず、戦争と平和、文化と文明、自然との共存、あらゆる人の営みの危機的様相を眺め、現実の格闘を通して多くの示唆を得た。やや誇張すれば、人類的な課題を目前に突き付けられたと言える。

私たちは得てして、目先の人為の小世界に埋没しがちだが、この殺伐な世界にあって、私たちの仕事が見捨てられた多くの人々の慰めとなり、ひとつの灯火として存続することを願って止まない。

「解放」された無秩序

二〇〇〇年春からユーラシア大陸は未曾有の旱魃にさらされた。パキスタン西部、アフガニスタン全土、イラン・イラク北部、インド北部、中央アジア諸国、中国西部、モンゴル、北朝鮮と広範にわたり、被災者六千万人、中でもアフガニスタンが最悪で、人口の半分、約一千二百万人が影響を受けた。アフガニスタンだけで飢餓に直面する者四百万人、餓死線上にある者百万人と伝えられた（二〇〇〇年六月・WHO発表）。しかし、このことは殆ど世界的な話題になることはなかった。辛うじて伝えられたのは「旱魃に揺れるタリバン政権」という政治的動向だけで、農民と下層民は更に困窮の淵に立たされた。過去最大の危機にあったと言ってよい。

アフガニスタン全土の九割以上はタリバン政権によって統一されたが、これを敵視する欧米諸国はマスードなどの小軍閥へ武器支援を公然と行い、混乱を加えている。二〇〇一年一月、タリバンを「テロリスト勢力」と決めつける米国などの音頭で国連制裁が実施された。それまで国際的認知を期待していたタリバン政権が一転して硬化し、徹底抗戦の構えを見せた。旱魃は収まる気配がなく、雨乞いで実施されたバーミヤン石仏の破壊は、却ってタリバン非難の大合唱となった。しかし、元来アフガニスタンは農業立国であり、タリバンの宗教政策は農村部の伝統的慣習を敷衍《ふえん》したものであったから、下層民や農民の大部分には、違和感がなかったのが現実である。

彼らが驚くべき少数の軍隊で国土を治め得たのも、このためである。多少のゆきすぎは、「百万人が餓死寸前」という、あの困窮状態では問題にならなかった。それどころではなかった。事実、タリバンによる治安の回復は驚くべきで、人々は概ねこれを歓迎していた。

タリバン政権が倒れると再び大混乱に陥り、アフガニスタン国家そのものが崩壊するのは必至である。誰もこれ以上の混乱を望んではいない。タリバン政権崩壊による無政府状態、旱魃による沙漠化が、ペシャワール会にとって現地事業の死命を制する事態だと考えられる。

私たちは二〇〇〇年春に、それまで分裂していたアフガン・プロジェクトとパキスタン・プロジェクトとを統合、これによって財政負担を著しく軽減した。それまでアフガン側担当者にお座なりにされていた本来の出発点、山村無医地区とハンセン病診療に力を入れるようになった。

しかし、ダラエ・ヌール診療所付近の旱魃で廃村が続出し始め、赤痢の大流行で犠牲者が多発し始めると、医療と同時に、水源確保の緊急事業に乗り出した。問題は医療以前であって、「病気どころではない。まず生きておれ！」という状態だったのである。その後アフガン東部の旱魃地帯に速やかに事業を展開、離村寸前の農民を必死でつなぎとめてきた。この結果、二〇〇一年五月末現在、作業地五〇七カ所、うち利用できる水源が四二二。五四カ村、二十数万名の流民化を防ぐという、ペシャワール会としては過去最大規模の事業となった。診療所のあるダラエ・ヌール渓谷では、飲料水源だけでなく、灌漑用水まで確保した。同地は反タリバンとタリバン勢力の争奪が繰り返され、沙漠化の上に戦場となって一時約一万数千名の住民が離村したが、私たちの必死の作業で再び緑化、全村民を帰村させた。

東部で最も人口が多く、かつ旱魃被害が大きかったニングラハル州ソルフロッド郡では、若い日本人を中心とするワーカーの必死の働きで、更に多くの農民たちが流民化を避けえた。これには「風の学校」が協力、活動地はなおも拡大している。

六月七日には、避難民であふれるカイバル峠のトルハムの水源確保が開始された。私たちの基本方針は、「難民を出さぬ努力」であり、これを誘い出すような国際的動き、パキスタン側の難民キャンプ支援などは避けた。

こうして飲料水確保に主力が注がれたが、医療活動も、これまでにない大規模なものとなった。二〇〇一年三月、国連制裁発動で諸外国団体が退避する中、事実上無医地区と化した首都カーブルへ乗り込み、その中でも最も貧困な地区に五つの臨時診療所を開いた。これも、「難民」になることさえできぬ取り残された人々に、大きな励ましを与えた。またハンセン病診療でも、同病の最多発地帯・バーミヤンからの避難民が集中する、カブールのハザラ族居住地区に診療所が開かれるに及んで、本格的アプローチの可能性が出てきている。

「本当は誰が私を壊すのか」

抜けるような紺碧《こんぺき》の空とまばゆい雪の峰に囲まれるバーミヤン盆地は、不気味なほど静かだった。無数の石窟中で、ひときわ大きく、右半身を留める巨大な大仏さまがすっくと立っておられる。何を思うて地上を見下ろしておられるのだろうか。

二〇〇一年三月十九日朝、タリバンによる仏像の破壊が世界中で取りざたされる頃、私は現地にいた。巨大石仏の破壊は半分終わったところで、散発的な戦闘が続いていた。タリバン兵士とハザラの軍民だけが居る状態で、大方の村落はもぬけの殻だった。大部分の人々はカブールの親族を頼って逃げ出した後だったが、実は仏跡に興味があって来たのではなかった。私たちPMS（ペシャワール会医療サービス）が二月下旬、カブールへの緊急医療支援を決定し、同市の避難民が居住すると思われる地区に五つの診療所を開設、その一環として、最も避難民が多かったハザラ族の国＝バーミヤンへ医療活動の可能性を探りに来たのだった。

戦乱だけでなく、この三十年で最悪の旱魃《かんばつ》で、アフガニスタン国家が崩壊するか否かのせとぎわである。既に前年夏の段階で、国連機関は「一千万人が被災、予想される餓死者百万人」と、世界に警告を発し続けていた。

アフガン東部に三つの診療所を構える私たちは、直ちに事態を深刻に受け止め、医療団体にもかかわらず、飲料水確保を緊急課題とした。以来この七カ月というもの、アフガン東部の旱魃地帯に展開して地元民と協力、必死の作業を続けてきた。三月現在、病院職員百五十人とは別に、水計画の職員・作業員六百七十人、作業地四百二十九カ所。五十一カ村で約二十数万人の離村をかろうじて防ぐという、会が始まって以来、最大規模の活動となった。地域によっては、カレーズ（地下水路）多数を復旧、沙漠化を阻止し、難民化した全村民が帰るという奇跡をも生んだ。活動地は更に拡大を続けている。

今年（二〇〇一年）一月、ペシャワールの基地病院で難民患者が激増するに至り、「国外に難民を出さぬ活動」をめざし、首都カブールに診療活動を計画した。これは、既に一つのNGOとしての規模をはるかに超える。しかも、大半の外国NGOが撤退または活動を休止する中である。我々としては、「これで現地活動が破滅するかも知れぬ」という危機感の中、組織の命運をかけて全力投球せざるを得なかったのである。

およそこのような中での、国連制裁であり、仏跡破壊問題であった。旱魃にあえぐ人々にとって、これがどのように映っただろうか。仏跡破壊問題が最も熱を帯びていた頃、手紙がアフガン人職員から届けられた。

「遺憾です。職員一同、全イスラム教徒に代わって謝罪します。他人の信仰を冒瀆するのはわれわれの気持ちではありません。日本がアフガン人を誤解せぬよう切望します」

私は朝礼で彼らの厚意に応えた。

「我々は非難の合唱に加わらない。餓死者百万人という中で、今議論をする暇はない。平和が日本の国是である。我々はその精神を守り、支援を続ける。そして、長い間には日本国民の誤解も解けるであろう。人類の文化、文明とは何か。考える機会を与えてくれた神に感謝する。真の『人類共通の文化遺産』とは、平和・相互扶助の精神である。それは我々の心の中に築かれるべきものだ」

その数日後、バーミヤンで半身を留めた大仏を見たとき、何故かいたわしい姿が、ひとつの啓示を与えるようであった。「本当は誰が私を壊すのか」。その巌《いわお》の沈黙は、よし無数の岩石塊と成り果てても、全ての人間の愚かさを一身に背負って逝こうとする意志である。それが神々しく、騒々しい人の世に超然と、確かな何ものかを指し示しているようでもあった。

米テロ事件そして報復

二〇〇一年九月十三日、私は米国の報復近しと聞き、帰国予定を急遽変更して、再びアフガニスタンのジャララバードに入った。強い「邦人退去勧告」がパキスタンの日本大使館から出され、やむなく日本人抜きの現地プロジェクト継続を図るためである。この三日前まで実はカブールにいて、巨大な難民キャンプと化した同市の五つの診療所を強化すると共に、新たに五カ所を増設することにした。更に東部一帯で進められていた水源確保（井戸・灌漑用水路）の作業地をも、現在の六百六十カ所から年内に千カ所に拡大、予想される餓死者数百万といわれる未曾有の旱魃《かんばつ》に対して、可能な限りの対策を準備して帰国しようとしていた矢先である。九月十一日のニューヨークにおけるテロ事件は、寝耳に水の出来事であった。

しかし大規模な軍事報復を予想して、車両・機材を安全地帯と思える場所に移動させ、薬剤はPMS（ペシャワール会医療サービス）の診療所があるダラエ・ヌール渓谷に移し、数カ月の籠城《ろうじょう》に耐えうるように指示した。五カ所の診療所をもつカブールには伝令を送り、ペシャワールに家族がある職員はペシャワールの本院に戻らせ、カブール市内に家族のある者はその意思に委ねた。

旱魃対策の要であった水源確保の事務所はジャララバードに置かれており、若い日本人ワーカーたちもここに寝起きしていた。「PMS・水対策事務所」の職員七四名は、金曜日の休みであったにもかかわらず、同日午前七時に異例の招集をかけられて集結していた。

意外に町は平静であった。その静けさが異様でさえあった。黙々と日々の営みが行われていたが、それは事情を知らないからではない。相変わらずBBCはパシュトゥ語放送で米国の実状を伝え続けていたし、職員の誰もが日本人大衆よりは驚くほど正確に事態を把握していた。実際、ジャララバードには三年前も米国の巡航ミサイル攻撃が集中した。今度は更に大規模な空爆が行われるだろうとは百も承知の上のことである。

粛々と何かに備えるように……といっても、米国憎しと戦意をたぎらすわけでもなく、ただひたすらその日を生き、後は神に全てを委ねると述べるのが正しいであろう。緊迫した決意であっても、そこに騒々しい主張や狼狽はいささかも感じられなかった。

私は集まった職員たちに手短に事情を説明した。「日本人ワーカーを帰すべき言い訳を述べ、かつ士気を保つように」との水源確保計画担当の蓮岡の求めだったが、感傷的になっていたのはおそらく私の方だったろう。

「諸君、この一年、君たちの協力で、二十数万名の人々が村を捨てずに助かり、命をつなぎえたことを感謝します。今私たちは大使館の命令によって当地を一時退避します。すでにお聞きのように、米国による報復で、この町も危険にさらされています。しかし、私たちは帰ってきます。PMSが諸君を見捨てることはないでしょう。死を恐れてはなりません。しかし、私たちの死は他の人々のいのちのために意味を持つべきです。緊急時が去ったあかつきには、また共に汗を流して働きましょう。この一週間は休暇とし、家族退避の備えをして下さい。九月二十三日に作業を再開します。プロジェクトに絶対に変更はありません」

長老らしき者が立ち上がり、私たちへの感謝を述べた。

「皆さん、世界には二種類の人間があるだけです。無欲に他人を思う人、そして己の利益を図るのに心がくもった人です。PMSはいずれかお分かりでしょう。私たちはあなたたち日本人と日本を永久に忘れません」

これは既に決別の辞であった。

家族をアフガン内に抱える者は、誰一人ペシャワールに逃れようとはしなかった。その粛然たる落ち着きと笑顔に、内心何か恥じ入るものを感ぜずにはおれなかった。再会する可能性がないと互いに知りつつ敢えてカブールへと旅立つ一人の医師を、「神のご加護を」と抱擁して見送った。

帰国してから、日本中が沸き返る「米国対タリバン」という対決の構図が、何だか作為的な気がした。淡々と日常の生を刻む人々の姿が忘れられなかった。昼夜を問わずテレビが未知の国「アフガニスタン」を騒々しく報道する。ブッシュ大統領が「強いアメリカ」を叫んで報復の雄叫びをあげ、米国人が喝采する。湧き出した評論家がアフガン情勢を語る。これが芝居でなければ、みなが何かに憑《つ》かれているように思えた。私たちの文明は大地から足が浮いてしまったのだ。

全ては沙漠の彼方にゆらめく蜃気楼の如く、真実とは遠い出来事である。それが無性に哀しかった。アフガニスタン！　茶褐色の動かぬ大地、労苦を共にして水を得て喜び合った村人、井戸掘りを手伝うタリバン兵士たちの人懐っこい顔、憂いをたたえて逝った仏像……尽きぬ回顧の中で確かなのは、漠々たる水なし地獄の修羅場にもかかわらず、アフガニスタンが私に動かぬ「人間」を見せてくれたことである。「自由と民主主義」は今、テロ報復で大規模な殺戮戦を展開しようとしている。おそらく、累々たる罪なき人々の屍の山を見たとき、夢見の悪い後悔と痛みを覚えるのは、報復者その人であろう。瀕死の小国に世界中の超大国が束になり、果たして何を守ろうとするのか、私の素朴な疑問である。

日常を生きる人々

イスラマバードに近づく搭乗機がヒンズークッシュ山脈上空を通過したとき、煌々《こうこう》たる満月に影絵のように映える、壮大な無数の山塊が私を圧倒した。懐かしい。なぜか何ものかに回帰するように安堵を与える。慌ただしい人の世に超然と君臨する自然の意志のようである。食い入るように機窓から眺める私の傍らでは、ものものしい報道陣がそんなものとはまるで縁がないように、機内のテレビに映し出される地図に見入り、アフガン情勢を声高に語る。

十月一日、米国のテロ事件から二十一日目、私は情勢の変化に応じて現地事業の立て直しを図るため、ペシャワールへ向かった。

「解放」された無秩序

日本や米国の騒々しい「対タリバン報復」をよそに、ペシャワールの町は驚くほど平静であった。戦争のうわさは薄らぎ、わがＰＭＳ（ペシャワール会医療サービス）も初めの危機感が去って、落ち着いて次の戦略を立てる段階であった。アフガン内の要衝、ジャララバードやカブールとの通信は毎日滞《とどこお》りなく行われていたし、アフガンの八つの診療所の人員交代も、国境封鎖をよそに支障なく行われた。つい二週間前、「大規模な報復空爆」に緊急事態だと驚き、戦時下の備えに奔走したのがうそのようだ。

現在ペシャワールにいる外国人のほとんどがジャーナリストである。「緊迫する現地情勢」を期待してきたのだが、案に相違して何もないことに戸惑っていたようである。ヒステリックな反米デモがあるわけでもなし、三日前の「四十八時間以内に攻撃」というニュースも、いつの間にか立ち消えてしまった。

アフガン国内から逃げ出して待機していた五十の国際支援団体・国連機関は、怒濤のような難民の群れを想像してか、「人道的支援」を声高にしていたが、これも今のところ「哀れな難民の群れ」の姿は、だれが見ても滅多になかった。「国境の閉鎖で人の動きがないから」というのも変である。二千四百キロの国境は封鎖できない。モノと人の流通は、主要幹線道路封鎖をあざ笑うように続いている。

何かが作為的なのだ。それもそのはず、世紀的な旱魃《かんばつ》で大打撃を受けたアフガニスタンに、米国に抵抗する国力があるとはだれも信じなかったし、人々はその日生き延びられたことにひたすら感謝しながら日常を生きるのが精いっぱいであった。われわれもまた、近くて遠い国境のかなたに思いを馳せ、次々と入る現地情報に合わせ指示を出しながら「一体何で自分たちが翻弄されるのか」とやりきれぬ気持ちになる。

「戦争」にしろ「人道援助」にしろ、相手が分からないのだ。分からぬ相手に、怒りや哀れみが先進国の間で勝手に飛び交い、およそ現実とかけ離れた計画が動き始める。地球が狭くなったというのに、恐ろしいことだ。情報化社会は、世界を正確に知るよりも、世界の虚像を作り出しているように思えてならない。

おそらく大半のアフガン人は、あの褐色の大地に昔と変わらず張り付いて生きているのだろう。そしてこれからも、そうなのであろう。

難民を出さない努力が先

二〇〇一年十月七日、平和への願いを押し切って米国の「報復」が開始され、多くの市民たちが爆撃の犠牲になっている。そして二週間とたたないうちに、「タリバン後」がとりざたされ始めた。しかし、現実は西部劇やゲームではない。私たちが知る現地の生々しい実情は、政治家や評論家が語る紙上の想像からは程遠い。決定的なカギをにぎる多数派パシュトゥ民族を始め、肝心の民衆の動向が紙面から見えてこないからだ。

そういえば分からないことずくめだ。爆撃が熾烈になる一方、一〇〇以上の「人道援助」国際団体が、大量の難民流出をまるで期待するかのように、パキスタン側で待機している。だが、予想された怒濤のような難民の姿は見られない。いつの間にか定着した「正義の米国対悪のタリバン」という単純な図式はあまりに無理があるし、米英に押される北部同盟が「圧制からの解放者」だとはだれも信じていない。「国連管理政権」というのも、いまひとつ足並みがそろわない。

この中で私たちペシャワール会は、爆撃の下で黙々と首都カブールの五つの診療所を運営し、さらに旱魃《かんばつ》避難民が集まるこの一〇〇万都市で厳寒の冬を生きて越せない人々、約一〇万人を対象に食糧配給計画を開始した。世界食糧計画（ＷＦＰ）の配給態勢が整うにはなお時間がかかると予想される。

実は、人々は餓死者一〇〇万（二〇〇〇年六月・ＷＨＯ警告）という修羅場の中で、生き延びるのに精いっぱいなのだ。旧ソ連軍の精鋭一〇万人の大軍をもってしても制圧できなかったアフガニスタンの広大な国土の九割が、兵力わずか二万人のタリバン政権で支配され続けたのはなぜか。この事実の背後には、アフガン民衆自身が過去二十年以上の内戦に疲れきり、平和と国家統一を求めていたことがある。彼らは、いわゆる「国際社会」に黙殺されながら、自らの生を防衛してきたというのが真相だ。

すなわち、現在進行する構図をより大きな目でみれば、「近代文明を自負する国際社会」対「その枠内に収まりきれぬアジア伝統社会」との、かみ合わぬ軋轢《あつれき》というべきであろう。確かなことは、これが何かの終末の開始であることだ。

目先の景気対策や国際的発言力ではなく、私たちが自明のように使う「国際社会」とは何かを改めて問い、もう一度白紙から、人間としての一致点と、何を守るべきかを模索することこそ緊急課題のように思えてならない。

会ではアフガニスタンの人々に小麦粉などを送る「いのちの基金」を訴えている。飢餓対策の即時実施に踏み切ったのは、その一つの試みにほかならない。十月二十日、第一陣の五〇〇トンの小麦粉と四二〇〇リットルの食用油がペシャワールから輸送され、さらに第二次、第三次と、連日の大量輸送を実行しようとしている。まず飢餓と戦乱による難民を出さぬ努力が先である。

だが、戦局の展開や戦後処理の動きだけがいたずらに伝えられ、逃げまどう物言わぬ民の実態は伝えられない。ほとんどの人々は、難民にさえなれないのだ。

図らずも今回の暴力的対決は、我々の誇るべき文明が、古代から変わらぬ野蛮と、暗い敵意の上に張る薄い氷にすぎないことを実証した。平和の声を非現実論だと冷笑し、暴力とカネを拝跪《はいき》する風潮こそ戦慄すべきである。敵は、実は私たち自身の心の中にある。強い者は暴力に頼らない。最終的に破局を救うのは、人間として共有できる希望を分かつ努力と祈りであろう。

空爆下で食糧配給

食糧配給計画で二〇〇一年十月十九日から三十一日までカブールにとどまっていたＰＭＳのジア副院長が、十一月一日、ペシャワールに帰った。

報告によれば、鬼気迫る状況。夜間爆撃による死傷者が連日出る中、粛々と日常診療が行われているのは、まさに私たちの医療最前線なのだ。五カ所のＰＭＳ診療所は通常の業務をこなして、市民たちを励ましている。

カブールへの食糧輸送第一弾は十月二十三日に到着、押し寄せる人々を整理しながら約千八百家族分（一家族十人と換算して三カ月分、小麦約三百六十トン、食用油約二万九千リットル）が配給された。カブール市の東西南北、四グループが周辺から配給しながら中心地に向かった。

群がる住民たちはタリバン兵士たちによって整理され、列をつくらされた。副院長以下アフガン人のスタッフら二十数人が群衆にもまれながら勇敢に任務を遂行した。スタッフの一人が、この最中に警棒で顔面を打たれ、負傷したが、ひるまずに任務を終えた。

夜は爆撃のため市民たちは不安でまともに眠れず、心理的な圧迫感があった。金のある人たちはジャララバードやラグマン方面に逃れたが、現在残る者は迫り来る飢餓におびえながら連夜の爆撃に耐えている。爆撃は現在、カンダハルほど激しくないが、「次はカブールだ」とみんな思っている。職員は一カ所に集めて宿泊させず、市内に分散して泊まらせている。全滅すれば任務が全うできない。この任務に就くのは全てＰＭＳ職員の志願者《ボランティア》である。

国際赤十字の施設は二度にわたって爆撃され、二回目の爆撃は貴重な食糧倉庫を粉砕した。世界食糧計画（ＷＦＰ）は現在、カブールでは配給活動を行っていない。ＷＦＰの倉庫は数カ所に数百トンが収められている。タリバン当局は「この飢餓地獄で配給せぬとは何事か」と関係者を怒鳴りつけたが、対外的な関係を考慮し、辛うじて自制しているようにみえた。

「解放」された無秩序

ペシャワールでは報道陣や国際諸団体の数が少しずつ減り始め、町は落ち着きを取り戻してきている。彼らの大半が「解放された首都カブール」へと移り始めたからだ。だがそれと対照的に、私たちは、ますます多忙さを加えていた。それどころではない。権力の真空状態で活動地の治安が乱れ、アフガン国内の救援活動が何倍もの困難に直面している。五カ所のカブール診療所と三カ所の東部地区診療所は平常どおり運営され、かろうじて約一千数百トンの食糧が餓死寸前のカブール市民たちに配給されたものの、三千トンがペシャワールで待機を余儀なくされている。だがこの中にあって、新政権（北部同盟）の政治的迫害や飢餓を逃れてくる避難民への救援が、総力をあげて継続されている。さらに悪性マラリアの大流行が追い討ちをかける。既に八月段階での予測が現実のものとなり、私たちは急遽、二チームを編成して流行地へ送った。

東部のニングラハル州では、飢えた人々の頭上に爆撃が加えられ、突如現れた北部同盟系の武装集団が略奪を行っている。わがＰＭＳとデンマーク系の事務所以外は、国連と外国系の組織が全て襲撃され、ほとんど完全に物品が持ち去られた。ジャララバードはかつてなく無秩序が横行している。

カブール陥落が既成事実となってから、各国の救援団体は「難民援助」から「アフガン国内支援・復興」に方針を切りかえ始めた。現在、続々と外国機関がカブール入りをしている。既に大使館設置を決定した諸国もある。大旱魃《かんばつ》の様子も漸く知られるところとなり、ＷＦＰ（世界食糧計画）を先頭に、飢餓対策が大規模に始動している。

これは飢餓に瀕する人々にとって、確かに朗報ではある。皮肉なことに、米軍の報復爆撃で未曾有の天災と飢餓の悲劇が世界に認識されたからだ。とはいえ、昨年以来あれだけＷＦＰや国連機関が警告を発し続けてきたのに、「今さら」という思いはどうしても拭えない。

世界中の報道がゲーム感覚で戦局を論じ、一種異様なフィクションの中にあった。ニューヨークテロ事件の死者・行方不明者数の発表が六千人から三千人に減る一方、テロリストだけを壊滅する予定だった「無限の正義」は、殺傷をほしいままにしてニューヨークを上回るアフガン民衆の犠牲を増している。さらに、タリバンによって維持されていた秩序の破壊は、救援活動を麻痺させた。その政策の善し悪しは別として、あの激しい空爆下にあっても、整然と秩序が保たれていたのを、誰よりも当事者たちがつぶさに眺めてきた。国連機関で働く現地スタッフたちが例外なくそれを証言している。

空爆が始まったとき、「取り返しのつかぬことを」と、おそらく多少の実情通なら誰もが思ったであろう。タリバン政権による秩序を懐かしんでいたのは、他ならぬ現地国連職員たちであった。

大旱魃の実態は鬼気迫るものがあった。六百万人以上が飢餓線上にあり、厳冬を間近に恐るべき事態が予測されていたのである。犠牲は単に空爆による殺傷だけではなかった。無秩序による救援活動の支障で、いったいどれほどの人々が命を落としたのか想像を超える。実際、私たちと関わりの深いアフガン東部は無政府状態と略奪が横行し、食糧や医療品の補給は多大の困難に直面した。ペシャワールに逃れ得た者はまだ幸運であった。

カブール陥落直前まで食糧配給に従事していたわがPMS職員たちは、弾雨の中で敢然と任務を果たし、今また無政府状態の東部で悪性マラリア流行地に展開、必死の救援活動を継続している。彼らの活動は決して紙面を飾ることもなければ、国際的な賞賛を浴びることもなかろう。しかし、底辺で瀕死の民衆を支えていたのは彼らのような人々であった。

「解放されて自由を喜ぶカブール市民の姿」が映像に流され、米国人が喝采する。「タリバン後の自由なアフガニスタン」が討議され、あたかも突如として新秩序が現出するかのような錯覚を与える。だが現在進行しつつある恐るべき事態は、心ないメディアの話題性からは程遠い。もっと恐ろしいのは、このような虚像に基づいて私たちの世論や世界観が作られてゆくことだ。

いったい、日本中を巻き込んだあの議論は何だったのか。いやしくも一国の軍隊（自衛隊は現地では「日本軍」と受けとめられる）が出動するかどうか、国運に関わる重大事さえ、いとも簡単に国民の支持を受けた。その議論の基盤が実体のない筋書きだったとすれば、大変なことである。あの時、「空爆とタリバンの圧制から逃れてくる難民救援」が議論の中心であった筈だ。それに対する現実認識が軽々と無視され、奇怪な意見が国論を風靡《ふうび》したことは忘れがたい。先ず必要なのはわが身を省みる謙虚さと、冷静に事実を見ようとする確かな眼であった。

昨日までペシャワールで大量難民を期待して待機していた国際諸団体がカブールに続々と殺到する光景は、いったい何であろう。現実は西部劇やファミコンゲームではない。扇情的な報道の陰でニューヨークでもアフガニスタンでも、そこに生きて死んでゆく生身の人間が置き去りにされる。「文明の正義」の名においてこのような蛮行がまかり通ること自体、私には理解できない。私たちの文明はひょっとして何かの虚構に基づいているのではあるまいか。そうだとすれば、本当に怖い話だ。少なくとも、わが文明は原始社会から続いてきた野蛮さを克服していない。「アフガニスタン」は一つの序曲に過ぎない。日本もまた、遠からずそのツケを負う日がくるだろう。おそらく復讐とテロの予備軍が、空爆下で逃げまどった無数の飢えた子供たちである。

「アフガン復興」の虚像

「解放」された無秩序

カブール市内に立ち並ぶＮＧＯのオフィスの前に、ブルカをかぶった女性や子供がたむろし、物乞いする。多国籍軍の兵士たちが、ライフルを構えてパトロールしている。メディアは盛んに明るい復興を印象づけるかのように、「解放された」知識人女性や再開された映画館などのニュースを流す。しかし、ブルカを脱ぐ女性はほとんどいない。

現地で長く活動する者から見ると、日本に伝えられるのは首都の、ごく限られた出来事でしかない。地方に至っては取材を試みる報道関係者もまだ少ない。

ひと月ぶりのカブールだったが、私たちの事務所は、家賃の高騰で引っ越していた。月二百五十ドルだった家賃が三千ドルにはねあがり、家賃五百ドルの所に移ったばかりだった。そこも翌月から月千五百ドルを要求されていた。新しくオープンしたＮＧＯの中には八千ドルの家賃を払っているところもある。

「復興支援」の国際団体の殺到は、皮肉なことに異常な家賃高騰と物価高を招き、海外在住の家主など富裕層が肥え太る一方で、貧困層の庶民の生活はさらに悲惨を極めている。

最近、私たちの朝礼でも医療関係の現地職員から異例の賃上げ要求が出された。「他のNGOはもっと給料が高いので、少し考慮していただければ……」

私は答えた。「本末転倒である。PMSは君たちの生活のために活動しているのではない。仕事は患者たちのためにあるのだ」

押し寄せた諸外国団体が相場の四－五倍の給与で人材確保に走り、地元の賃金バランスを崩し、私たちのスタッフの中にも動揺が生じている。おまけに数年を経ずして彼らが撤退してゆくのは目に見えている。

これでは素直に「アフガン復興」を喜べるものではない。タリバン時代よりも治安は乱れ、貧しい人々の生活はいっそう悪化しているからだ。

いわゆる「難民帰還プログラム」で戻った多くのアフガン人は、旱魃《かんばつ》で沙漠化した故郷へ帰れず、カブールの貧民街や吹きさらしの廃虚にとどまっている。世界が多くのメディアを通して見た「圧制からの解放」は、虚構に満ちた演出としか思えない。

山村部にある私たちの三診療所の活動は、休みなく続いていた。アフガン人の九割以上が農民であり、誇り高いアフガン気質は農村に生きている。そんな中で、医療活動とともに井戸掘りなど水源確保による農村復興こそ要《かなめ》だという方針で、さらに作業地を拡大、飲料水と灌漑用水の確保に尽くしている。

もの言わぬ民の声は世界に届きにくい。

住民と共に汗を流してきた私たちに見える光景は、一般に流布する「アフガン像」とはずいぶん異なる。大地に張りついて生きる者には、空爆も、政権交代も、自由とデモクラシーも遠いかなたに感じられる。

「アフガン解放？　復興支援？　冗談だろう。アングレーズ（英米）になびくものか。わしらの生活は少しも変わっちゃいない」と言う農民の頑固な無関心さには、確固たる一つの意思表示がある。彼らの生活を武力で破壊したよそ者が、それと同じ論理で「復興」を掲げ、装い新たに登場したというだけだ。

一連の「アフガニスタン」を振り返るとき、人為の世界の崩壊と同時に、自然と一体に生きる者の頑固さに希望を見る気がしてならない。

誰にも依存せぬ村々の回復のために

会員への手紙

みなさん、お元気ですか。

二週間前にアフガニスタンから帰り、この一年の出来事を振り返りながら、静かに今後のことを考えています。「今後のこと」と言っても、本質的にはこれまで通りなのですが、アフガン空爆以後のめまぐるしい内外の情勢に振りまわされ、めまいから立ち直りかけているところです。

ある程度予期していたとはいえ、昨年（二〇〇一年）九月以後の動きは、私たちに能力以上の努力を強いてきました。まるで十年の時が流れたかのように思われます。本当にさまざまなことを改めて学ばされました。しかし、その多くはこれまで見聞きし、感じたことの再確認でありました。

世界には現実の虚像しか伝わらないこと、人間はどうしようもなく愚劣であって、自分の中で作り上げた小世界に基づいてしか生きてゆけないこと、傲慢と暴力、目先の豊かさとカネが世界を破壊しつつあること。そして、この自己破壊的な愚かさが、今や最終局面に近づいていること……様々なことを心に巡らしました。

とはいえ、日本側ペシャワール会・現地側ＰＭＳ（ペシャワール会医療サービス）双方の奮闘は、これまでになく目覚しいものがありました。事務局は一桁異なる事務量をこなさねばならなかったし、現地は現地で、訪問者やワーカーが増加、仕事の質量共に膨大となり、多大の努力を強いられることになりました。と言っても、決して日本人だけが活躍しているのではありません。損得を抜きに、時には身を危険にさらしながら行われたアフガン人とパキスタン人の協力、実は彼らが主力なのです。現地では、昨年にも増して拡大する長期事業に備え、大きな構造的な変化を経験しています。ここに「緑の大地」計画の一端を伝え、会員各位のご理解を得たいと存じます。

案の定、アフガン報道は次第に遠のきつつあります。あれだけ世界を騒がせ、よく観れば多くの知恵をもたらしたに違いない「アフガニスタン」は、未消化のまま、忘れ去られてゆくでありましょう。それでも、幸いなことに、ペシャワール会は多くの理解者を獲得して、現在会員一万一千名、募金は一年で十億円に迫り、次のステップを大きく踏み出しました。具体的には、「緑の大地」計画に着手し、問題解決の範を示すべく、今後十年を目処《めど》に歩み始めました。医療活動はこれまでどおり実施されますが、これに水源確保・農業復興が長期取組み事業として加わりました。

目立たないけれども重要な出来事として、人事刷新がありました。現地事業は、これまででさえ、私一人では到底、成り立ちませんでした。地域、分野共にさらに拡大したこの二年間は、特にそうでした。そこで今年四月から、ＰＭＳ病院長代理に、現地十二年の経歴をもつ藤田千代子看護長を任命、誠実かつ勇敢なイクラム事務長、ジア副院長がこれを補佐する形で、現地ＰＭＳの要が固められました。ジャララバード水源事業では、ややもすれば分離割拠しやすい弊風を克服して、臨時態勢から長期態勢へと脱皮しました。今春以来、嵐のような国際援助ラッシュがカブールに集中し、高給に惹《ひ》かれてＰＭＳを去った職員は、医療関係二九名、水関係一六名に上りました。私たちとしては、これは人を見る良い機会だとして静観し、現在残った者でおもむろに態勢を立て直しています。この結果、ＰＭＳ職員は、医療関係一八〇名、水関係九五名に減りましたが、機能は充実しています。ジャララバード事務所は、七月より目黒を補佐とし、ディダール技師を技術的指揮者として、再編成されました。

日本人ワーカーも増員されました。一月からわずか十カ月の間に、十数名が来ています。ただし、慣れるのに時間がかかるので、一年以上の滞在希望者を受け入れ、三カ月間は様子を観察して決めるという方式を徹底し、「ボランティア」という名前を廃止しました。世に流行る安直な印象を払拭するためです。

医療関係では、カブールの五つの臨時診療所を六月に閉鎖、アフガン東部に限定するようにしました。これは「援助ラッシュ」がカブールに集中したこと、事業の拡散で疲弊したPMSを立て直すためでした。また、アフガン国内診療所の新改築にとりかかり、分けても現在米軍が集結しているクナール州のダラエ・ピーチでは、沖縄県民の厚意と共感を生かし、住民たちと協力、「オキナワ平和診療所」（第一回沖縄平和賞の浄財が建築費にあてられる）として強化されようとしています。「江戸の敵《かたき》は長崎で」ではありませんが、彼らの暴力主義と前線で対峙することになります。土俵はこちらのものですから、邪魔さえなければ、遅くとも来春までに完成の見通しです。

飲料水の方は、旱魃《かんばつ》の被害が最も甚だしかったニングラハル州に限定、今も変わらずに作業が継続されています。九月三十日現在、総作業地八五四、うち利用可能な水源を得たもの七七四、一見作業地数の伸びは鈍っていますが、内容は充実しており、最深七八メートルの手掘り井戸が記録を更新しました。しかも下がる一方の水位との戦い、カブールのNGOラッシュで人材が引き抜かれ、虎（米軍）の威を借る軍閥の脅迫、無政府状態の中です。加えて、例によって陰謀、内紛、裏切りと、一時はPMSのジャララバード事務所は分解のふちまで立たされました。しかし、ペシャワールPMS基地病院の大幅なテコ入れで、人事を全面刷新、改革を断行してよく立ち直り、必死の作業が続けられています。

さらに重要なのは灌漑用水の獲得です。最初に私たちの診療所が置かれたダラエ・ヌール渓谷では、これをモデル地区とし、旱魃被害で沙漠化した下流域を中心に、灌漑用水の確保、農業生産を上げる試みが始まりました。昨年すでに三十のカレーズの再生によって、中流域の村々（約一万五千人）が辛うじて生き残ることができました。だが、下流の村（ソレジ村、ブディアライ村）は沙漠化のため壊滅、ほぼ無人化していたところ、約八千名の「帰還難民」が戻ってきました。いや、国際機関の早計な帰還計画によって「戻されてきた」という方が正確でしょう。この途方にくれる帰還難民に希望を与えたのが、我々の手がけた「大口径灌漑用井戸」です。昨年六月に着手していましたが、今年七月になってやっと給水を始めました。少し長くなりますが、説明が要ります。「灌漑用井戸」などと述べれば、おそらく大方の日本人は、大農園のボーリング井戸を想像されるでしょう。しかし、そんな大それた機材を搬入することも、維持することも難しい地域です。

私が途方にくれて思案していたのが一昨年（二〇〇〇年）の話。村から一キロほど向こうにクナール河という大河が流れています。村はこの川の水位から約三、四〇メートル高いところにあるので、川床の水が豊富なら強力な水圧がある筈だ、その深さまで掘り進めば、必ずや水を得るだろう、機械がなければ、手で掘って、人力で汲み上げればよい。専門家筋は笑うであろうが、それ以外にないなら、苦肉の策でやるべきだ。……との判断で始めたのでした。

しかし、ダラエ・ヌールに貼りつけになる日本人担当者が居ず、この計画はしばらく私の夢に出るだけでした。そこに、一昨年十二月、現責任者の目黒が専従で来ました。しばらく放置して様子を見ていると、現場を取り仕切っていた現地出身のＰＭＳ職員・ヨセフと仲良くなり、案外地元によく溶け込みました（ちなみに、普通の日本人ワーカーなら、このあたりで頭が変になるのですが、彼は我流で現地のパシュトゥ語を覚え、任務を楽しくこなしていました。ＰＭＳは他のＮＧＯと異なって、手とり足とりのガイダンスをしません。地元の言葉で言えば、「神の思《おぼ》し召しによって」目黒という人物が来たのです）。そこで、昨年六月、彼とヨセフの監督の下、思い切って開始させたのでした。

作業は空爆下も続けられ、昨年（二〇〇一年）十月に水が出ました。だが、問題はいかに水深をとるかでした。飲料井戸の掘削に使う排水ポンプでは間に合いません。地面が現れる前に、すぐに水が溢れてくるので、掘り進めないのです。それほど水量が多かったのです。これを考えたのは、素人のヨセフでした。「大きなポンプが手に入らないなら、ポンプを四台か五台で、一度にやったら」との意見でしたが、自分を専門家と思っている人々は笑いました。しかし、目黒が彼を支持してポンプを調達し、四台を備えて一気に汲み出すことができ、掘り進みました。これで水深を十分にとることが出来たのです。

かくて苦心惨憺、出来上がったものが、直径五メートルの手掘り大井戸。深さ一八・七、水位四・五メートル。要するに、井戸のお化けです。掘り出した土と巨岩で、要塞ができるほどの小山となりました。

「上空から見れば、おそらくミサイルの発射口か地下壕の入り口に見えるだろう、よく米軍が爆撃しなかったもんだ」

「いやなに、上手く井戸底の真ん中に命中すれば、巨礫粉砕の作業の手間が省けたかもしれないぞ」、などと冗談を言い合いました。

実際には、川床の水位に達する前に、上層の地下水脈に達したのですが、これは大成功でした。常時貯水量が三〇トン足らずですが、水の湧出する面積が一〇八平方メートル、汲んでも汲んでも湧き出してきます。排水をした直後に底に降り立つと、「岩清水」という言葉がぴったりの透明な水が、四方八方の巨岩の壁のすきまから流れ落ちています。上から見ると、これが「水の色」かと思える見事なコバルト・ブルーです。相当な水量であることは間違いなさそうです。結局、目黒と地元技師ディダールとの発案で、強力かつ石油消費の少ない単純構造のタービン・ポンプを取り付け、給水が始まりました。この一基の井戸で灌漑できる面積が約二〇ヘクタール（二〇町）、小麦やトウモロコシなどの乾燥に強い作物なら千数百人を養うことができます。

七月の給水開始以来、その成果のほどは目を見張るものがありました。九月二十日、私が訪れた頃には、三カ月前まで一木一草なかった干割れた田畑に、見渡す緑が広がっているではありませんか。この季節は主に綿とトウモロコシが作付けされます。農業担当の橋本が診療所で試験農場の収穫祭を祝った後でしたが、なにしろ村人たちが絶望する中で得られた天からの贈り物です。焼きたてのトウモロコシの味は、また格別でした。

すでに六月段階で私の指示に従って、目黒・ヨセフのコンビが他に四カ所、次の候補地を選定していました。これは、主食である小麦の作付けが十一月なので、何としてもそれに間に合うようにとの配慮でした。七月には第二号が水を出し、九月には第三号も完成間近でした。計五基あれば、優に八千名の村人を養える見通しです。かくて冬越しの準備はなりました。

農業と共に、乳牛の導入が検討されていました。アフガニスタンは乳製品が日常的に食される国です。この日本側担当者が稲田・高橋の両氏です。「長老」というのはまさにこういう方々を言うのでしょう。共に農業指導員として粘り強く実績を上げてきた方です。一年や二年は時間のうちに入らない。今年駄目なら来年、自然の理に適《かな》わねば長い目で見て結局ダメだ、というのが農業です。「ダラエ・ヌール渓谷に乳牛八千頭」と聞いて、「どれくらい（月日が）かかりますか」と尋ねると、「上手くいって最低七年かなあ。いや、それ以上」とのご返事、私も納得しました。

思えば、牛もまた生物、餌が要るのは当然です。それが数年来の旱魃のため、九割が死滅、辛うじて生き残った牛は、死ぬ前に肉牛として売りとばされました。飼料の問題を無視して「牛を配るプロジェクト」だけ突出できないのです。実際、援助として配られた牛は、大半が売りとばされています。私たちは（1）先ず水を出す、（2）農業を可能にして飼料が出来るようにする、（3）これに見合うだけの乳牛を配布する、という方針で徐々に増産する計画でいます。といえば、「当たり前だ」と皆は言いますが、その当たり前でない「復興支援」が行われているので、私たちも困っています。

灌漑用水が整備されるという前提で、高橋・稲田氏が指示された準備は理に適ったものでした。先ず飼料を土地に合ったやり方で確保することです。それも、お金をかけず、誰にでも真似できる単純な方法でなければなりません。アフガニスタンでは冬の飼料に秋とれたトウモロコシの茎や葉を与えます。しかし、これは栄養価が極めて貧弱だそうです。そのため、乳牛は非常にやせ衰えていて、日本の牛の半分以下しか体重がないそうです。稲田さんの皮算用では、まともに飼育すれば四倍の乳がとれる。自給自足できるだけでなく、他地域に乳製品（チーズ、ヨーグルト）を売ることができると言います。これには私も飛びつきました。栄養失調で次々と死んでゆく子供たちを見てきたからです。

現在、ペシャワール会＝ＰＭＳはこの地域に八千平方メートルの試験農場を持っており、食糧増産のための地味な取組みが行われています。ここでの課題のひとつが、冬の飼料の確保でした。ソルゴーという、トウモロコシに似た植物が植えられています。これを幾度か刈り取って、簡単なサイレージを行います。つまり、ビニールのシートでくるんで、地中に入れます。これだけです。すると、何カ月かすると内部が醗酵し、牛にとって非常に栄養価の高い食物になるそうです。

こうして現在、ダラエ・ヌール渓谷では、医療から始まって、飲料水、食糧問題に至るまで総合的な取組みが始まりました。私たちは決して、「アフガニスタンを救援する」などと大きなことは言いません。その日その日を感謝して生きられる、平和な自給自足の農村の回復が望みです。

今アフガニスタンでは、確かにカネやモノが不足しています。立派な校舎や病院もありません。自動車もないし、電気もありません。しかし、それが本当に不幸なのでしょうか。彼らが最も切実に望むのは、誰にも依存せぬ村々の回復です。鍬も握っていない外国人が農業支援を行うことはできません。カネをばら撒いても、農産物は増えません。また、カネがないとできない農業は、現地にむいていません。さらに、教育の破綻しかけた国が教育支援をするなど、冗談にもほどがあります。現地のことわざに、「アフガニスタンではカネがなくとも食っていける」と言い、「アフガン人に半人前はいない」と言います。これが私たちの合言葉でもあります。精神はカネでは買えません。この独立不羈《ふき》の気風がアフガニスタンの屋台骨です。

目先の利にさとく、強い者には媚び、衆を頼んで弱い者に威丈高になるのは、見苦しいことです。自分の身は針でつつかれても飛び上がるが、他人の身は槍で突き殺しても平気。かつて日本では、こういう者は嫌われました。でもこれが、今風の「国際社会」や「先進諸国」のようです。その武力の強大さは、刃物を持った狂人とでもいうべく、とうてい文明人の習うべき姿ではありません。交通や通信手段ばかりが発達しても、伝える中味のない社会は、所詮、浮き草のように漂うに過ぎません。巧みだが実のない空論や、付和雷同する幼稚な気風だけが、徒《いたずら》にはびこるだけです。最近、あるイスラム教国の首相が、「日本は我々の手本でなくなった。反面教師として注目するのみ」と断言しました。これは、真剣に受け止めるべき忠告だと思います。他人に映る自分の姿はなかなか気づかないものです。

めまぐるしい一年でしたが、かくも容易に世界中が欺かれるとは、思ってもみませんでした。「文明国」のお里が知れ、先がおよそ見えてきたようです。せめて私たちだけでも、騒々しくも軽々しい世の流れに惑わされず、しっかりと二本の足を大地につけ、黙々と歩み続けたいと思っています。

異文化の中で「医療」を問う

「解放」された無秩序

現地の風土とペシャワール会

この十七年悪戦苦闘の連続であったが、長期的展望で着実に活動を拡大してきた。私たちの場合、一地域に密着して、ハンセン病という慢性疾患を取り扱い、住民たちと幾多の辛苦や喜びを共にしてきたいきさつで、異質な文化と濃密にふれあうことが多かったと思う。「外国人排斥」のムードが支配する中、ひとりＰＭＳのみ、「もう外国人でない」とまで言われるほどに、現地に溶け込んでいると言えよう。

しかし、日本とはまるで異なる地域での医療活動は、逆に「医療とは何か」と、問われる場面を稀ならず突きつけられる。「異文化の中での活動のあり方を述べよ」というのがこの稿の編集者の意図であろうが、初めの頃ならともかく、私はそのような特殊な方法を意識できなくなった。むしろ、見かけの違いを超えた「医」の普遍性に目がゆくのである。宗教、文化、風習の相違に由来する異なったアプローチや、現地では異国人たる日本人ワーカーの問題などは限りなくあるが、そのような論述は他の執筆者に譲りたい。誤解を覚悟で述べれば、敢えて特殊事情に触れる必要は余りないのではないかと思っている。日本ではお目にかかりにくい現場の例を多少参考に供して、医療の何たるかを根底から問い返すよすがにしていただければ幸いである。

安い命

一九九三年秋、アフガニスタン東部地域は悪性マラリアの大流行に見舞われた。これは、前年の秋、約二百万人のアフガン難民が帰還して各地で水田が復活、大量の人口移動とマラリアを媒介する蚊の大発生によるものであった。私たちの診療所周辺でも患者たちが詰めかけ、大混乱に陥った。私たちのカバーできる範囲はせいぜい人口七、八十万人程度だが、死亡確認だけで数百名に達した。

このとき、マラリア治療薬のストックが底をつき、しかも安価なクロロキンという薬には耐性があり効かなかった。現地はパニック状態になり、不安に駆られた住民が診療所を襲撃するありさまである。一刻も早く手をうたねば深刻な事態になると判断された。急いで日本に「直ちにカネを送れ」と連絡したところ、「三十万円しか蓄えがありません」との返事、「その三十万円でよいから」と返事をしかけて、愕然とした。クロロキン耐性の悪性マラリアに有効なのはキニーネで、一人当たりの治療費は二二二〇円であった。すると三十万円で助命できるのは、千三百名あまりである。数万人は、気の毒だが死んでもらうしかない。

結局、日本のペシャワール会が必死の募金活動を続けて巨額の資金を投入、私たちはキニーネを満載して各地で巡回診療を行うことができ、難局を切り抜けたが、このとき以来、「人の命は決して平等でない」と思っている。

しかし、ある村で薬品が切れ、数名分を重篤な患者だけにわたして立ち去ろうとした時、村の長老たちが述べたことばが忘れられない。彼らは感謝は述べても不満を抱かなかった。

「（病死するのは）神の業《わざ》です。私たちは神様のすることをとやかく言うほど不信心ではありません。こんな辺地まで来てくれた人々はいませんでした。」

「生死は神の業」だとする諦念を、今の日本人ならどう読むだろうか。「モノ不足からくる諦め」、「だから頭の中で神様でも作らないと納得できない」と大抵の日本人は考える。しかし、自然と密着する現地の「精神性」は、日本や欧米人より高いものがあるような気がしてならない。逆説的であるが、往々にしてモノの豊かさと精神性は反比例する。豊かになれば、人為的操作で自然全てを制御できるような増長が生じやすいのは確かである。

タリバンの仏跡破壊と国際的非難

このような宗教性を帯びた死生観の相違が、先進諸国との対話を阻むことも多い。例えば、本年（二〇〇一年）三月に紙面を賑わせた「仏跡破壊」がそうである。先に述べた未曾有の大旱魃《かんばつ》は、かつてアフガニスタンが経験したことのないもので、農村社会を基盤とするタリバン政権は苦境に陥っていた。西欧諸国の間では、「凶暴な分からず屋のタリバン」という認識が根を下ろしているが、世界観の表面的相違が針小棒大に取り沙汰されたと言えないことはない。

元来、「天災は神の怒りだ」と殆どのアフガン人が信じている。「生死は神が決める」という考えと同様である。東洋的な思想は統べてそうであり、「人間の徳が廃《すた》れると天が怒る」という考えは日本や中国にもあった。そこで先鋭なタリバンの一部が「偶像破壊を実施して身を清め、神の許しを乞う」ことを主張した。これは簡単に言えば、日本人が行う「お祓《はら》い」に似ており、ひとつの雨乞いの儀式でもあった。おまけに、現地では、盗掘されたガンダーラの仏像がとんでもない高値で取引されていたから、「宗教を商売にするのは許しがたい堕落だ」との認識が容易に受け入れられた。その結果が、タリバン非難の国際的大合唱となった。

しかし、本当はそれどころではなかったのである。あの百万人が餓死寸前という、鬼気迫る実態は少しも伝えられなかった。人権団体は「ブルカ着用」を責め、国連は「外国人迫害」を非難した。だがもう少し事情を知るものは、別の意見を述べただろう。タリバン政権の実施した「イスラム法」とは、実はアフガン農村社会の伝統的慣習である。確かに西欧化した都市部でそれを強制したことに問題はあろうが、そうでもしないとアフガン戦争後の混乱は収拾できなかった現実がある。実際、タリバン政権がわずかな兵力で短期間に国土を統一できたのも、民衆の殆どがそれを歓迎したからである。戦闘地域を除けば、タリバン政権下のアフガニスタンは世界で最も治安のよい国であろう。

現地における貧富の差は、「西欧化した都市中産階級と保守的な農民・下層民」という図式に置き換えられる。日本に聞こえてくる批判的タリバン情報は、既に祖国を捨て、アフガン人とは言いがたい都市上流層の声である。第一、一般の農民の声が英語で伝えられることはない。このことは、私たちの医療活動でも同様であった。男女隔離の不当を述べることはたやすいが、こちらは患者が助かりさえすれば、それでよい。伝統的慣習の改革をしようとは思わない。患者たちはそこから逃れようのない世界で生きているからだ。われわれにとって重要なのは、その社会の置かれた環境の中で、患者がより幸せな生活を送れるように配慮することである。

生死の選択

私がしばしばためらうのは、医師が人命救助だけでなく、生かすべきか生かさざるべきか、恐ろしい判断を下すのを強いられる時である。

ある時、アフガンの山の中で、地雷で下肢を負傷した患者の診療を行ったことがある。負傷者は二名で、一人は右の足だけ吹き飛ばされ、下腿の骨が傷口から突き出していた。もう一人は両方の膝の上部から折れた大腿骨がのぞいていた。こんな場合は、止血を行い、汚れた骨を切断して挫滅した組織を切除し、病院に搬送してからきちんとした処置をして義足を装着するのが筋である。右足だけの負傷者は、何とか大工道具を消毒して一応の切断処置を行い、その後ペシャワールの現ＰＭＳ病院で再手術を行って、義足で歩けるようになった。

しかし、もう一名の両足負傷者は初めから救命処置を考えなかった。儀式的に点滴をして安心させ、中途で死亡することを承知で下手の町に搬送させた。下手の町まで五時間は優にかかるので、生きて着くまいと思った。おそらく日本では想像がつくまいが、険しい山岳地帯の生活は厳しく、車椅子生活など考えられないからである。もし助命したとなれば、家族はこれを放置しない。そのために全財産をはたいて、みなが破滅してしまうのは分かりきっている。

私が下した判断が普遍的な意味で、正当であったか否かは分からない。日本であれば告発されたことであろう。それでも現地では助けられた方が「幸運」なのであって、「神に目をかけられた」生命を喜ぶのである。この感覚はなかなか伝えにくいが、生死が悠久の大自然に渾然《こんぜん》と溶け合い、その中で分を越えた生への執着や不安は見られない。死が身近にあるだけ生も輝きを増す。これは極限状態に近い難民キャンプでも同様であった。これを「遅れていて不幸だ」とか、「可哀そうに」とみなしがちであるが、彼らの実生活、その精神生活にふれた者ならば、異なる感想を抱くにちがいない。

安楽死

安楽死に絡んで、尊厳死、死の際の医療が日本でよく取り沙汰されるが、現地ではむきだしの形で直面させられることがある。死にかけた患者を意図的に救命しない場合もあったが、逆に安楽死を選択させざるを得ないこともあった。

アフガン戦争中、捕虜の処刑は至るところで日常的に行われた。偶私《たまたま》も現場に居合わせたことがある。その捕虜は内戦の初期、ある村で無差別に非戦闘員を殺戮した者で、慣習的な報復を受けた。これは仕方ない。理不尽に殺した者は殺されるのが掟である。だがこの時、報復する側が憎悪のあまり、殺す前に鼻や耳を削ぎ落とした。後ろ手に縛られた捕虜は、血まみれで苦痛にうめきながら転げまわっていた。私が激怒して現地民を怒鳴りつけたのは、この時が最初で最後である。私が「ひとおもいに殺せ！」と指示すると、部下が目をそらしながらピストルで射殺した。

これは気持ちのよいものではなかった。確かに私は自ら殺人を犯さなかった。あの状況の中で、負傷者が苦痛に悶えながら死ぬのは確実であった。仮にも救命できたとして、顔をそがれた人の社会生活は考えにくい。しかし、医師たるものが苦痛を取り去るためとはいえ、生命を奪う指示をした事実は動かせない。私はいろいろと自分の中で言い訳を考えてみた。「癌末期では命が縮まることを承知で、麻薬を使うではないか。脳死状態の者に敢えて救命措置を行わぬではないか。安楽死を黙認する『未必の故意』に悪意がないなら、許される。それならば私の行為も同じ事で、責めを負わなくてもよいのではないか」とも考えた。だが、事実が余りに生々しく鮮やかであり、その断定的な答えは見出せない。

答えは人のことばで規定すべきものではないのだ。いのちの尊さは、神聖なものにつながっている。「かくあるべし」という断定の瞬間から、それは人為の世界に移されて、死んだ彫像と化してしまう。私は沈黙していた。ただ「裁きは天に決する」と言えるのみである。

異文化の理解とは

相手が解る意思疎通といえば、誰も異論がないだろう。しかし、これが案外むつかしい。敢えて日本での例をあげよう。ある時、高齢の糖尿病患者が私に相談をしてきた。若い内科医からいくら説明を聞いても話が解らないというのである。

「リンゴは良いがバナナやミカンは食べたらダメ、ご飯はお茶碗一杯半。あれこれと食物のことを言うけれど、この歳になって習慣は変えられん。それに、献立のことをゴチャゴチャと言われても、大勢のまかないをするバアさんを思うと、自分だけ特別な料理をしてもらう訳にもいかん。おまけに、運動が必要で散歩を毎日三十分しろとおっしゃる。相手はお医者様だ。一応、言われたとおりにやってはみたけれど、とても続かん。畑仕事以外に、自分には芸が無い。毎日、家から畑まで、さんざん往復する。夕方くたびれ果ててから、また散歩。『つらいので止めました』と言ったら、先生から叱られたのです。」

そして今日の血糖値は前より下がったとか上がったとか、検査数値のわずかな変動に一喜一憂する。血糖値一六〇が一六二になっても、大した差ではない。それに、これくらいは八十歳では正常に近い数値である。私はこの患者に述べた。

「腹八分に医者要らず。知っとりますか。」

「知っとりますが、治療と何の関係があるとですか。」

「大いに関係があるとです。糖尿病は食いすぎがいかんのです。満腹するほど食うと、血糖値は上がります。腹八分にしておけば、それでよろしい。」

「何でも食べてよかとですか?」

「そうです。何でもよろしい。いろいろと食べた方がいい。ただ、腹八分!」

ここで患者はホッとして、喜びを隠さなかった。そして「クロレラは? ロイヤルゼリーは? ○○の薬草は?」と、我流の治療法を告白し始める。

「カネがあり余って、気休めになるなら悪いことはない。ただし、効きません。」

「いや、効かないなら止めますが、この病気は一生治らんとですか。」

「病気だ病気だと思うから、医者よ薬よという話になるのです。膵臓が歳をとったということです。腹八分! それだけでずいぶん長生きできます。」

「あたしゃ、これ以上長生きしたいとは思わんが、ボケて人の世話になるのが恐くて。散歩はどうしたらいいとですか。」

「野良仕事に行くとが散歩です。くどいようだが、体を使って働いて、腹八分! 生きとるうちは元気にしとくべきです。ボケは心配しなくてよろしい。ボケた人は自分で病院に来ません。誰かが連れてきます。」

こんな会話を日本でウンザリするほどする。こんな患者は意外に多い。おそらく医師自身が、

「個々の人間のおかれた事情」をよく理解しないからだろう。医療とは、マニュアルの実行ではない。機に臨み、変に応じて、相手のわかる言葉で語り、患者が納得して実行できることを指示するのでなければならない。その機微が大切なのである。たとい治療効果が多少落ちても、ゼロよりマシな筈である。

「異文化の理解」とは、何も大仰なものではない。この「個々人の置かれた事情」を酌《く》み、その中で患者周囲も含めて最良のものを用意すること、これが臨床医学である。

結語——制約の中の自由

実は、「異文化における医療援助」という特殊な方法論は存在しない。人間とは関係である。関係とは自然と他者から受ける有形無形の制約であり、この制約の中の選択が「自由」である。制約とは、個々人が置かれた時間と空間、生まれつきの身体的性質、容貌、性格、社会的関係、時代、民族、居住環境、貧富——要するに個々の人間を規定する大小の定め、そして時にダイナミックに変化もする状況の一切である。その多くは人為的に変えようがないものが多い。この「制約」において、その病人にとって何が最善かを問うことである。これが「癒す」行為の普遍的基礎である。

「鎌倉幕府を開いた源頼朝は非民主的だ」と非難することは愚かである。同様に、われわれ医者の先祖である中世の祈祷師・僧侶・床屋などの「非科学性」や技術の稚拙さを笑うことはできない。その時代にあっては、病や死の不安を和らげる最大の役目を果たしていたのである。今という同じ時代の、同じ地球上でも、人間が突然変異でもしない限り、根幹にある事実は変わらない筈である。文化・言語を含めて大小の地域的共通項と呼べるものはあっても、制約の相違は人間の数だけある。そこで医療人が求められるのは、単なる科学的医療技術のみならず、この制約された個々の状況を読み取り、制約を制約として甘受し、最善の対応を実行することに他ならない。

無論、人間の最大の共通の制約は、「必ず死ぬ」という自然の定めである。病と死を扱うとは、期限つきの生を扱うことである。現地で医療に携わっていると、人の生死が鮮やかに浮かび上がって見える。かつて医療が神聖視されたのは、それが人為のなす術のない生死を分ける領域を取り扱っているからである。事実、医療人の先祖たちは、「人に非ざる者」としての社会的位置を占めていたと多くの歴史学者が述べている。

日本でつくづく思うのは、この制約を無視する一種の自然の隠蔽である。不老不死のかなわぬ夢を実現するかのごとく、漠然たる科学技術の信仰で人の自然を忘却させようとする「文明の意図」さえ感じさせる。場合によっては、われわれが加持祈祷《かじきとう》以上の癒しを行っていると到底思えないことがあるからである。そして私がそう感ずるようになったのも、異文化というよりは、「文明の辺境」から日本を見てきたせいであろう。

「異文化における医療援助」を問うことは、日本における医療のあり方を問う根源的なものを秘めている。

アフガンにみる終わりの始まり

「グローバリズム」という言葉以前には、「国際主義」という言葉がナショナリズムとの対比で使われた。道義的な観点からすれば、「一国のエゴイズムを超えて、広く地球全体のことを考えてゆく」ということなのだろうが、現実の「グローバリズム」は、企業や国家の「地球規模の」戦略的意図を表す言葉として登場したように思える。

地球規模で何かが広められることにイズム（主義）がついている以上、進める側は一種の普遍的価値を自明のものとし、ともかく人類全体を画一的な規格の下に置こうという意図的方策ということになる。この意味でグローバリズムは、かつて旧ソ連が国際的に推進しようとした社会主義的な「正義」の高度資本主義版とでもいえようか。

その破壊と建設の論理は「近代化」という公分母を持っている。アメリカによる報復攻撃とタリバン政権の破壊、そして「復興支援」という一連の出来事から見える「アフガニスタン」は、まさにグローバリズムとそれに抵抗する伝統社会が衝突する最前線である。

アフガニスタンでは対テロ戦争を契機とする空爆で数千名が死亡し、大旱魃《かんばつ》による飢餓地獄を更に悲劇的なものにした。この中にあって、「復興支援」の名目で国際社会が意図的に持ち込もうとする近代的価値観は、至る所で抵抗に遭遇した。人権を守る筈であった自由とデモクラシーが混乱を徒《いたずら》に増幅し、人々の生存を脅している。タリバンの「圧制」から女性の権利を解放する筈であった戦いは、物乞いの寡婦たちを激増させ、外国兵相手の売春の自由まで解放してしまった。農村社会と遊牧社会ではごく当然の子供たちの手伝い――それは次世代への生産技術の不可欠の伝承でもある――が、抑圧された「小児労働」として、人権侵害の烙印を押された。伝統的生活や文化のあり方まで批判し、軍事力や経済力にものを言わせて、これを変えようとするのが、グローバリズムの「民主的」と称する素顔である。

そこでは、地域的な固有の文化や生活様式の相違に過ぎないものが、善悪や優劣の範疇で裁かれ、文明の名の下に破壊すら正当化される。かくて「対テロ戦争」は、誤爆という名で無実の市民の殺傷を容認するに至って道義を失い、「テロリスト」を非難する自らの根拠を失ってしまった。

だが目を凝らすと、錦の御旗の背後には、常に先進大国の国益や経済的動機が付きまとっている。実のところ、グローバリズムとは、強国の経済システムが延命するための方便であり、推進する当人たちも制御できない、高度資本制社会の膨張の帰結と見ることができる。ＥＣ諸国や日本がアメリカによる報復戦争に反対することができず、消極的にでも協力せざるを得なかった背後には、世界金融資本の牙城を守らねば自国の経済もたちゆかぬ事情があるからである。

アフガニスタンは、このような高度資本制に基づくグローバリズムとは対極の世界である。そこでは大半の地域が自給自足で、「カネはなくとも食っていける」という生活が基本である。日本の国土の一・七倍のアフガニスタンはその八割が山岳地帯で、九割以上を占める人々が農民・遊牧民という、独立不羈《ふき》の割拠性が著しい風土である。カブールなどの大都市を除けば、貨幣の意義は「物々交換の貝殻」の代用以上のものではなく、「経済の立て直し」などと述べても、いわゆる近代的な国民経済がもともと存在しない世界である。

この対照は私たちに一つの示唆を与える。私たちがアフガニスタンをめぐる一連の出来事から実感できるのは、これが何かの終わりの始まりだということである。生産と消費を無限に膨張させねば延命できぬ世界は、一つの行き詰まりに到達している。近代的生産様式は、自然からの搾取が無限大に出来るという錯覚、自然と人間の関係の倒錯に基づいている。その結末は、単に道義的な退廃というだけでなく、人類生存に関わる重要な問題を孕《はら》んでいる。

アフガンを襲う未曾有の旱魃が、地球温暖化によることは更に象徴的である。戦争と旱魃に見舞われた「アフガニスタン」は決して他人事ではない。私たちが知るべきは、自分たちの足元にも忍び寄る「グローバル化による生存の危機」である。遠からず、その光と影を論ずるだけでなく、わが身の日常空間にそれを実感することになるに違いない。これを克服するのは、軍事力や目先の経済対策でないことだけは確かである。

実践のなかにこそ答がある

私が現地ペシャワールに赴任して、十八年が過ぎようとしている。この間、じつにさまざまの出来事と人間の生死に遭遇して、考えさせられることが多かった。宗教が人の生き方を律する根底的なものであれば、私も自らの信仰を問い、他の異なる宗教に生きる人々とのかかわりを総括すべきであろう。

私が働くペシャワールとアフガニスタンは、おそらく最も古典的なイスラム社会が現存している地域である。とくに農村地帯はそうで、自分がキリスト教信者であるところから、誤解も生じたし、思わぬ発見もあった。一九八四年から九〇年までJOCS（日本キリスト教海外医療協力会）というキリスト教団体の派遣医であったので、ことはますます複雑だった。異なる宗教や文化の狭間で、いかに人としての共通項を日常生活のなかで見いだすか、十八年はそのための営々たる努力に費されたと思う。

この間、事業そのものは拡大の一途をたどった。八四年ペシャワール・ミッション病院の小さなハンセン病棟を受け持ってから、ペシャワール会の支援で八六年に現在のＰＭＳ（ペシャワール会医療サービス）の母体となる団体が発足、しだいに東部アフガニスタンの農村社会とのかかわりを深めていった。折しもアフガン戦争のただなかで、容易ならざる事態に直面したのも一再ではない。

八八年にソ連軍九万人が撤退しはじめたが、九一年に湾岸戦争が勃発、欧米先進諸国の間で「文明の衝突」がささやかれた。わがＰＭＳは、これに逆行するように活動を発展させた。すなわち、アフガン東部山岳地帯を舞台に大規模な診療活動を展開し、その後、欧米諸国から敵視されるタリバン（イスラム神学生）とも交渉した。彼らが大混乱のアフガニスタンを収拾してカブールを陥としたのが九六年、以後は比較的平穏な状況が続いた。

しかし、二〇〇〇年から深刻化した未曾有の旱魃《かんばつ》で農村が大打撃を受け、農民の離村、流民化が相次いだ。ＰＭＳ診療所周辺でも廃村が広がり、飲料水欠乏で死亡する者が後を絶たず、今度はその対策に奔走した。「医療以前に水」をスローガンに、東部アフガンに展開、二〇〇一年八月までに六六〇カ所の作業地を抱え、二十数万名の離村を辛うじて防ぐ事業となった。

二〇〇一年一月に、対アフガン国連制裁が発動されるや、大方の諸外国団体が撤退しはじめたので、巨大な無医地区と化した首都カブールに同年三月、五カ所の臨時診療所を開いた。同年十月には米国が「テロ対策」と称して大規模な空爆を始め、旱魃難民であふれるカブールが孤立、厳冬下で膨大な餓死者を出すと見た我々は、空爆の下、千四百トンの食料配給を行った。

この頃までに、PMSは医療関係だけで二百二十名、水源確保事業などを併せると総勢九百名以上の集団となり、アフガン東部一帯では無視できぬ存在となった。

一方、これを物心両面で支える日本側「ペシャワール会」では、当初の同好会的な集まりから、現地事業推進団体へと脱皮し、年間総事業費一億円以上、会員数も八千名を超えた。

さらに、アフガン空爆による国民的関心の高まりのなかで、同会に寄せられた募金は、六カ月間で五万二九九五件、七億円を超えるという記録的な数字となった。ペシャワール会の事業が、いかに現地と日本双方で信頼を得ていたかがうかがえる。

長々と十八年の事業経過を述べたが、この実践のなかにこそ、「異なる宗教、異なる文化の狭間でいかに生きるか」という私たちの基本方針、ひいては私自身のキリスト者としての回答があるからである。

多くの生きざまと死にざまを目前にしながら、戦火のなかをくぐって得たアフガン農村のイスラムとの融和、ひとさまの信心や風習をとやかく言わず、「人としての一致点」を手探ってきた、そのことに私の信仰が反映されているといえないことはない。

宗教が普遍的な真実に通ずる道であれば、それは同時に万人にも輝く真理を示し得るものだと私は思っている。私が一部の狂信的な欧米宣教団体からは「異端」と評され、逆に敬虔なイスラム教徒たちから熱い共感で迎えられたのは、皮肉なことである。

人はしばしば私に、「活動の動機」を問う。「そこまで先生を動かすものは何ですか」と尋ねる。だが、じつは私自身が言葉に窮する。人間の言葉が、あまりに貧弱だからである。「やむにやまれぬ大和魂」といえば、誤解する向きもある。一般のキリスト教信者にとって、日本的伝統が異物のように取り扱われることが稀でないからだ。

クリスチャン仲間たちだけに解る言葉を選べないことはない。「すべては神の栄光のために」と述べれば、キリスト者の鑑として賞賛されよう。しかし、それが日本人一般の心性にどれだけ響き得るだろうか。じつはここに、重大な点がある。キリスト教のエッセンスが日本的伝統・文化のなかで表現し得る「ことば」を、われわれ日本のクリスチャンが見いだしたといえないからだ。私の軌跡は、「セロ弾きのゴーシュ」（宮沢賢治）に最も近い。人に何かを伝えうるほど、何か確固たる信念を持っていたわけではない。

現地イスラム社会で得た一つの確信は、日本に伝えられたのは西欧文化の土壌に育ったバタ臭いキリスト教だという点である。クリスマスのトナカイやサンタクロースなどはエルサレムに居なかったはずだ。十字軍にいたっては、反キリスト教的だといわざるを得ない。

だが、クリスマスを初め、ひとつの文化的土壌で表現される形式のすべてが悪いというわけではない。異なった地域と時代で、どんな伝統も、ある地域の人がともに生きるための平衡とでもいうべきものを提供し、遡行すれば一つの核を共有している。そこに生きる人々にとって、宗教がこれにかかわってくるのは当然であろう。要は、イスラム教と同様、キリスト教もまた、その文化的外皮と混同されている現実がある。日本人が抱く違和感は、ここに由来する。

「福音は異邦人たちに宣べ伝えられるであろう」と聖書は記す。今の時代に置き換えれば、「福音（良きおとずれ）は非キリスト者に伝えられるだろう」ということかも知れない。しかし、ここで神学的議論を展開するのは不毛であろう。一再ならず、一部のキリスト教団体から、私の「信仰のあり方」について疑問が投げかけられた。しかし、神を議論しようとは決して思わなかった。ただ彼らと異なる点があるとすれば、私は自分の考えや行動を、笑い飛ばすことができるが、彼らにはそれが出来ないことである。神学もまた、「人のなせる業」である。おそらく、すべての宗教に今求められるのは、人知の限界を知る謙虚さである。そして、文化的外皮を超えて、行いにおいて一致点を探ろうとする努力である。この点で、決して皆がそうではないが、欧米の「キリスト教社会」が自らの宗教的核心を変質させて謙虚さを失い、人為の絶対化へと傾斜したことは否めない。これは神と人、自然と人間の関係の倒錯である。

私は現地のイスラム教徒や共産主義者たちと、けっして神学的論議をしなかった。良いことはだれにも良いことで、悪いことはだれにも悪いことである。ただ行為として現れる結果に、人々は信を置く。共通の神の発見は、共通の人の発見である。そして、その普遍性は無限に多様な外形を超えて厳在し、神聖な空白地帯として、存在の根底において万人をつなぐものである。

文明の対決や対話などという、おおげさなものではない。キリスト者として生きるとは、「当たり前の人」として、今をまっとうに生きようとすることである。

アフガニスタンで起きた一連の出来事を思うとき、世界が確実に何かの破局に向かって驀進《ばくしん》していることは確かである。このなかで、私たちは何を守ろうとしているのか、何を失うべきで、何を失うべきでないか、静かに自問する必要があろう。これがわれわれの使命《ミッション》である。

Ⅱ

三無主義

三無主義

たまに、ペシャワール会の理念などを尋ねられることがあるが、冗談の通じる者に対しては、私は「無思想・無節操・無駄」の三無主義である、と答えて人をケムに巻く。

無思想

第一の「無思想」とは、特別な考えや立場、思想信条、理論に囚われないことであり、どだい人間の思想などタカが知れているという我々の現地体験から生まれた諦観に基づいている。ペシャワール会の発足した初めには、「〇〇主義」の論客も居ないではなかったが、そのうち自然に離れていった。自分だけ盛り上がる慈悲心や、万事を自分のものさしで裁断する論理は、我々の苦手とするところである。

例えば難民キャンプで、食うや食わずの子供の明るい笑顔を、「哀れな人を助けなければ」と頑張っている外国人ボランティアの暗い表情と比べて見ると、私はひそかに忍び笑いを催すのである。何も失うものがない人々の天真爛漫な楽天性というのは確かにある。

名誉財産はもちろん、いこじな主義主張を人が持ち始めると、それを守るためにどこか不自然な偽りが生まれ、ろくなことはないものである。良心や徳と呼ばれるものでさえ、「その人の輝きではなく、もっと大きな、人間が共通に属する神聖な輝きである」というある神学者の説は頷けるものがある。これを自分の業績や所有とするところに倒錯があり、気づかぬ傲りや偽りを生ずるというのが私のささやかな確信の一つである。

無節操

第二の「無節操」とは、誰からでも募金を取ることである。乞食から取ったこともある。これは説明を要する。赴任して程なく、私はことばの練習を兼ねてバザールをうろついていた時期があった。時に乞食にも遭遇する。一般にペシャワールの職業的乞食はわりあい堂々としており、「右や左の旦那さま」というような惨めたらしさはない。「コダーイ・デール・コシャリーギー

（神は喜びます）」と述べ、「出せ」とばかりに手をさしだす者もある。

私も暇であったから、「人から施しを受けるにしては少し態度がデカいのではないか、『済みませんが、いただけないでしょうか』くらいの腰の低さがあった方が実入りが多いのではないか」と問い糺《ただ》したところ、ある乞食が案外まじめに説明してくれた。

「あなたは神を信ずるムサルマーン（イスラム教徒）ではありませんな。ザカート（施し）というのは貧乏人に余り金を投げやるのではありませんぞ。貧者に恵みを与えるのは、神に対して徳を積むことです。その心を忘れてはザカートもありませぬ」

この乞食が高僧のような気がした。

「私も人に見捨てられたジュザーム（らい）の患者のために、はるか東方から来てかくかくしかじかの仕事をしておる。ならば、私もムサルマーンで、これもザカートということになりはしないか」

「そのとおり」

「ならば、あなたも我々の仕事に施しをしなされ。神は喜ばれますぞ」

私がぬっと手を出すと、乞食はちゅうちょなく集めた小銭をくれた。私はまさかとは思ったが、つまらぬ議論に神を引き合いに出し、何か大切なものを冒瀆《ぼうとく》したような気がして畏れを覚えた。

同時に、純朴な人達だと思った。以後、我々もこれを採用し、「貧しい人に愛の手を」などという惨めたらしい募金はせず、「神は喜ばれます」とこそ言わないが、年金ぐらしの人の千円も、大口寄付の数百万円も、等価のものとして一様に感謝していただくことにしている。現地の人は心までは貧しくないのである。

無駄

第三の「無駄」とは、後で「無駄なことをした」と失敗を素直に言えないところに成功も生まれないということである。いつも成功のニュースを届けて喜ばせるのが目的となっては本末転倒で、嬉しいことも辛いことも、成功も失敗も、共に泣き笑いを分かち合おうというのである。そもそも、このような仕事自身が、経済性から見れば見返りのないムダである。

時に募金のために活動をアピールすることがあっても、我々は自分を売り渡す騒々しい自己宣伝とは無縁であったと思う。この不器用な朴訥《ぼくとつ》さは、事実さえ商品に仕立てるジャーナリストからもしばしば煙たがられた。だが、こうしてこそ、我々は現地活動の初志を見失う事なく活動を継続できたのである。

ああ国際化

この数年、日本は国際化の掛け声がかしましく、「国際○○」という催しものがやたらに目立つ。日本のODAも米国と一、二を争うようになった。だが、国際化とは何であろうか。

福岡に「ペシャワール会」という小さな市民団体がある。アジア世界の片隅、パキスタンのペシャワールを拠点に、現地のらい根絶計画とアフガニスタン難民の救援活動を八年にわたって支え続けてきたグループである。現地にJAMS（日本―アフガン医療サービス＝現PMS）を設立し、過去約三十名ボランティアが投入され、アフガニスタン復興に向けて着実な歩みを続けている。

アフガニスタンなぞ今時思い出す者も希になったが、一九七九年のソ連軍侵攻とモスクワ・オリンピックのボイコット、一九八八年のソ連軍撤退のニュースで世界を沸かせた地域である。現地にはりついて活動を続けてきた我々は、華やかな国際化ブームと凄惨な現地事情との余りの隔たりに言葉もない。欧米や東欧の動きほどに第三世界の実状が伝わらぬもどかしさがある。

日本人の大半はこの地域だけでなく、アジア諸国の位置さえ知らない。民間の国際活動の活性化が論ぜられる時、いつも飛び出すのは欧米諸国との比較論や国連便乗論である。我々日本人の意識にある「国際」とは、常に欧米中心の世界観のコピーである。年末に出された国際協力の政府報告には、アジア地域への関心の喚起が示されていた。今年もあまた行われるであろう「国際○○」の行事に、我々はどうしても斜めからこれを眺めざるを得ない。

日の丸

　昨年（一九九一年）の湾岸戦争の勃発直後の二月、私はアフガニスタン国内診療所開設の下調査で、最も保守的なイスラム部族社会のただ中にいた。日本が九十億ドルという巨額を追加支出して参戦した事が、現地では大々的に報道され、親日感情は一転、「米英の卑屈な走狗・日本」との印象がゆきわたり、身の縮まる思いをしたことがある。

　私たちは、現地で各車両に日章旗を描いている。「ジープに日の丸」と言えば日本人は右翼団体を想像するが、そうではない。私たちには死活問題で、親日感情を利用し、反米感情の強い現地住民のテロ行為のとばっちりを避けるためだった。しかしあの当時、私は車両に描いていた日章旗が恨めしく、塗りつぶすことさえ真剣に考えたものである。

だが、事実は、診療所開設予定地のイスラム住民は、殉職者さえ出した私たちの献身的な活動に信頼を抱いていた。気づいたのは、日本人の思惑とは全く無関係に、きな臭いライフル銃の林立する現地で、日章旗が、平和と希望の美しい象徴たり得たことである。

その後日本で行われたＰＫＯの論議も、日の丸論議も、我々には調子外れな気がした。確かに、日章旗は日本の過去、日本人の誇りと後ろめたさを引きずっている。しかし、日本国民がいたずらに自分だけ納得する懺悔や国際貢献論をくりかえさず、真心を以て現地の立場に立つ限り、語らずして日本は平和の使者たりうるはずである。

一億総鹿鳴館時代

鹿鳴館は「文明開化の象徴」として知らぬ者はない。言うまでもなく明治政府の欧化政策の極みで生まれた産物である。しかしこれと相前後して、農村の困窮と分解、流民化の悲劇が、近代産業育成と並行して進んでいた事実を並べて見る者は少ない。秩父・加波山事件などの大規模な武装蜂起が起きたのも、この時代である。

日本の伝統社会を破壊し、累々たる庶民の屍の上に華やかな「鹿鳴館」が築かれたと言っても過言ではない。不似合いな洋風の衣装をまとい、洋風のサロンで語り、欧米諸国のご機嫌を伺い、強国に伍する地位を得ることに日本は汲々としていた。

一世紀も過ぎたいま、内乱、戦争、難民、貧困、伝統社会と農村の分解、あらゆる発展途上国の苦悩をかかえるペシャワールというアジアの辺境から、この歴史を回顧するのは興味深い。何と日本全体が、鹿鳴館のグロテスクな一大膨張だと映るではないか。

「国際化」の致命的な欠陥は、下から上を見る視点の欠落である。いまさら「国際化」を叫ばずとも、この鹿鳴館の構造は十分に国際化している。すなわち、日本の一億総貴族化である。かつての苦悩を発展途上国の庶民たちに転化し、華やかな消費生活に汲々たるのが動かせぬ現実である。しかも、それで内外の誰もが苦労しているという奇妙な構図である。地球資源と同様、人間の我慢にも限度がある。

「民主化」でうかれる新国際秩序の結末に、ひそかに戦慄する。

インシャッラー

イスラム社会では、「インシャッラー（神のご意志ならば）」という言葉が会話の中で必ず登場する。「荷物は〇月〇日までに着くか」と問えば「インシャッラー、着くでしょう」と答えられ、しばしば間に合わぬ。時間の約束をしても「インシャッラー、来れるでしょう」と、平気で一、二時間遅れて来る。時には来ないこともある。

うちの診療所でも、患者に年齢を聞くと、「だいたい……」と間を置いて、二十歳だとか、いや二十五歳だとか、五年刻みの年齢が述べられる。誰も正確な年齢を知らないのだ。分刻みの正確さに慣れている者には、耐えきれぬ社会だ。かくて「インシャッラー」は日本商社マンの敵となり、外国人にはいい加減さの代名詞と目される。

しかし、これは誤解である。少し庶民の生活に入れば、この「インシャッラー」が美しい響きを持っている事が分かる。例えば、山岳地帯を行くと、「強い者は三日、普通は約四日、歩いてかかる」という距離の表現が正しいし、予期せぬ事態で遅れる事も多いからだ。そこには、人間の分をわきまえる謙虚な祈りが込められている。大都市は別として、私は田舎の住民から裏切られた経験を持たない。

おおらかさを敵とし、余計な厳密さを尊ぶ文化は、人の分限をわきまえず、意のまま事が運ぶと錯覚する。これは目先の便利さに汚染された「自動販売機文化」である。手軽さと軽妙さばかりが受けて、重みがない。機械仕掛けの正確さは、余りに窮屈で人間味に乏しい。

天に宝を積む

英国人という人種は極めて質素である。少なくとも一般庶民は毎日変わりばえせぬ食事をとり、一ペンスを節約するためには、面倒な地下鉄の乗りかえも厭《いと》わない。年度末に発表される消費税品目に目をこらし、買いだめの行列を作る。

一九八三年に英国留学中、私は英国人をケチで尊大な人種だと思っていた。確かにこの印象は今でも当たっている点がないでもないと考えるが、見当違いで頭の下がる思いがしたこともある。

それは、「天に宝を積む」という日本人には薄い考え方である。ケチなはずの英国人が、爪に火をともすように貯めた少なからぬ額を、クリスマス募金ともなれば喜んで投ずるのである。国際医療援助でも、五年、十年と現地で働いた経験のある医療関係者はどこでも居て、素直に励ましてくれる。国内ボランティアも多く、主婦が貴重な時間を割いて様々な活動に従事するのは日常とも言える。

飲み代に金を惜しまず、ローンで高価な車を買う日本人は、身を削って与える相互扶助精神に余りに乏しい。いくら政府が民間国際団体の活性化を呼びかけ、「ボランティア」がファッション化しようと、はたまた、地方自治体がイベントで国際化を謳《うた》おうと、分厚い層を成す英国の民間に比べると、三桁も四桁も見劣りがする。

日本人とて薄情者ではないし、やむを得ない事情もあるが、「ボロは着てても心は錦」という健全な庶民の矜持《きょうじ》は今廃《すた》れつつある。

「徴農制」のすすめ

〝きつい、きたない、危険〟を嫌う反三K族出現が亡国の兆しである事を誰もが感じ始めている。だが、これは日本社会全体の構造的な商業化に根差すもので、いたずらに若者を非難しても駄目だ。生ぬるいやり方では解決しない。少しは荒療治で「徴農制」でも敷いたらどうだろう。すなわち若者を徴発して「農役」につかせ、汗と土にまみれて心身を鍛練させるのである。

反三K予備軍は受験という不毛な頭脳作業より解放され、自然の中で生きる人間の生活を体得する。かつての軍部ならぬ「農部」が台頭、海軍はさしずめ漁業部隊、陸軍は農業部隊に相当することになる。女子勤労隊は寝たきり老人の世話、工兵隊は建設作業に向かう。血気盛んな者は、危険作業も辞さぬ国際救急隊として活躍する。

かくて若者は、労働の尊さと相互扶助の楽しさを知り、良質で安価な米が消費者を喜ばせる。コメ問題は一挙に解決、農漁村は活気を取り戻し、農産物は安くなる。余剰米は外米生産にきりかえ、困った国に政府間援助で無償供与。果物・小麦はアメリカに市場開放を迫って輸出する。ロームシャいじめは止み、施設で鬱々と暮らす身障者も職を得る。過疎地の老人クラブの爺さま・婆さまは、下士官として胸を張る。新大家族制が復活、老人は孫に囲まれて楽しい。

これで国は安泰、世界経済が破綻しても食える。これぞ国土防衛の主力。何とも愉快ではないか。結構ずくめ、一石三鳥、四鳥だ——とはゆくまいが、荒唐無稽な想像でもしなければやり切れない。

国連信仰

日本国民の「国連」への信頼感は絶大だ。こんな国も珍しい。国連憲章は人類の理想の権化と映る。国連と名が付けば、何でもハクがつく。世界に冠たる自国の憲法は忘れ、あのＰＫＯ参加が国民を巻き込んでまともに論議される。莫大《ばくだい》な国際援助や難民支援も、国連をフィルターにする限り国民は沈黙する。もちろん、その理念を奉じて誠実に活動に参加する者は官民たくさんいる。であればこそ伝えたいのは、底辺のアジア社会から見えるその一断面である。

一九八八年にソ連軍撤退で世界をわかせ、冷戦構造崩壊の口火を切ったアフガン戦争は、今では思い出す人が少ない。まして、国連の音頭による「アフガニスタン復興援助」の結末を誰が知ろう。だが、数百万人の難民は今も寒空の下にふるえ、国土は荒廃したままである。ジュネーブでアフガニスタンの話を出すと、古い事だと笑われるという。現地側は言う、「畢竟《ひっきょう》、国連や諸外国の難民援助は、己の為の派手な国際的ショーに過ぎなかった」と。これに抗弁できる関係者がいたら、お目にかかりたい。脚光を浴びなくなれば混乱を残して消えて行く。商業社会にふさわしい変わり身の早さだ。

「人道的国際援助」の至るところ、国連が訳知り顔に現れる。国連なりの言い分はあろうが、現場でつぶさに実情を見てきた私たちは、莫大な巨費と共に潰えた「難民帰還援助」の総括を執拗に問い続けたい。二百万の死者が叫ばずば、私が叫ばずにはおられない。

底潮の力

コメ論議が日本を揺さぶっている。例にもれず、テレビの画像ではテーブル評論が盛んだ。議論百出、緻密な論理が我々を煙に巻く。

だが、もっと根幹に立ち返ってみれば、事は簡明かつ深刻である。日本経済を膨張させて華やかな消費生活をとるか、農村と漁村を確保して質素な生活に甘んずるかの選択である。これはまた、地球規模の問題でもある。環境問題、南北問題、人口問題、都市人口の増大、どれを取っても、世界を追い詰めているのは先進国社会の膨大な消費生活、及びその国際的拡大と切り離せないからである。

経済力そのものも、これを支える国民の忍耐と勤勉さの源泉は農村であった。有能な人材は「田舎」から輩出した。農村は常に社会を根底から支える活力と和やかさを供給した。かつて社会全体の色調だった牧歌的な人間関係も、郊外に広がる田園を背景としていた。

昨年逝去された中田正一氏は、アジアの農村における技術改良にその半生を捧げ、傾聴すべき言葉を残している。氏は「農業とは人類生活における底潮のようなもので、変えることが出来ない悠久の営みである。これに対して工業は中潮、商業は上潮に相当する。変えても基本的な生存には差し支えないものである。農業ゼロは人間の生活ではない」と言い切っておられる。

農業を捨てて商業活動一色という上潮に木の葉のごとく漂うか、これを守って固有の文化と民族の生存を堅持するか、我々は岐路にある。

新ガリバー旅行記

ヤフーの国

スウィフトの小説で『ガリバー旅行記』を知らぬ者はない。だが、知られているのは主に小人・大人の国の話で、実は続編の方が面白い。日本のエドを発ったガリバーは、不老不死の国や飛ぶ島の国で人間の愚かさを見る。最後にたどり着くのが、「フウイヌム国」。そこでは、ウマが言葉を話し、人間以上に礼節を尊んで紳士的である。ガリバーは感激して、理想の社会をそこに発見する。ところが、奇怪なサルのような動物の群が森林に生息する。ウマたちはかれらを軽蔑して「ヤフー」という。徒党を組んで争い、殺し合う習性がある。「何か金色に光る石」が原因らしく、そのためなら、嘘はつく、殺す、だます、恥というものを知らない。「君はヤフーに似ているな」

とウマに言われて、ガリバーは憤慨する。

何せ、このヤフーときたら、臭くて汚らしい集団生活を営み、人間の醜さを一身に体現したような動物である。ガリバーは、ウマの住民たちと親交を深めて語り合う。しかし、故郷への思いは断ちがたく、ある日島に近づいた船に乗り込んでロンドンに帰り着く。ところが、夢に描いた故郷が何だか不快な臭いがする。何と母国はヤフーたちの巣窟だったのだ。

私は、日本との間を往復するたびに、なぜかこの話を思い出す。アフガン戦争から現在に至るまで、光と影の鮮明な現地から、ガリバーほどでなくとも、人と人の抗争、殺戮、戯画的に映し出される人間の弱点をいやというほど見せつけられてきた。そのたびに、「日本ではこんなことはない」と自他共に言い聞かせてきた。だが、結局のところ、「人は人である」というのが平凡な結論で、行き場のない思いに駆られたのは一再でない。しかも、変貌する日本社会を見るとき、問題はむしろ現地よりも深い病根を宿しているようにも思える。日本でこの不快感に耐えている人々には悪いが、最近では現地ペシャワールに戻る方が、何かしら安堵を覚えるようになった。

貧困の恩恵

人間は平等だ——と教えられた。しかし、これは違う。天は不平等である。パキスタン・アフガンの山岳部で古代と変わらぬ生活を営む人々と先進国以上に都市生活を堪能している人々、都市の中でも上流階級と下層階級、この極端な差をみると、つくづくそう思う。かく言うわがPMS（ペシャワール会医療サービス）でも、門衛の初任給が千八百ルピー（三千六百円）、事務長の給与が二万ルピー（四万円）、と著しい。だが仕事ぶりをみれば、残念ながら納得がゆく。安いだけのことがあるのだ。読み書きができないことには拘らないが、時間を守らない。責任感がない。好き勝手に休みをとる。

日本人ワーカーにも、この不平等に心痛めるものがあり、何とか貧しい者に気遣おうとする。しかし、やがて同情は徒労であると気づいて、がっかりすることが多い。この不平等は、それを事実だと受け入れるのに時間がかかる。誤解されるのは、貧困＝理不尽な苦痛という図式が頭から離れないからだ。また、現金収入の多寡《たか》をもって貧困の尺度とするのも不自然なところがある。

一般に、貧しい者は楽天的である。あるだけの収入で生活をまかなうだけの、偉大なたくましさを備えている。彼らは、「金は多いに越したことはないが、生きるために決定的なものでもない」と、どこか信じている節がある。むろん、本人たちに訊けば、家族は多い、子供を学校にもやれない、病気の両親を抱えている、などなどと訴えて同情をひこうとする。私のような古典的な日本人の感覚からすれば、「乞食根性」ということになるが、そんなカミシモもかなぐりすてて、もっと自由闊達である。守るべきものがないのだ。アフガニスタンの小話で、面白いものがある。ある時強盗に入られた。主人公の男は尻だけ見せて物置に姿を隠した。強盗があっけにとられ、「何でまた隠れるんだ」と尋ねると、男は答えた。「いや、せっかくお仕事においでになったのに、ごらんのとおり無一物。恥ずかしくて身を隠していたのでございます」。憎めぬ貧しき者に拍手、敬礼。

八百長の町

言い訳の多い土地柄である。わが病院も一週間の無断欠勤などは日常茶飯事で、その理由の大半が病気、親戚の葬儀である。職員によっては何度病気したか、何人親戚を殺したか分からない者もいる。赴任の初期、私もこれに悩まされた。普段忠実なアフガン人の部下が「母親が死にかけているので、しばらくカブールに帰ってきます」と言えば、痛く同情して路銀まで準備して休みを出す。ところが、待てど暮らせど帰ってこない。手術は滞《とどこお》るし、フィールドワークの計画が立たない。

何かあったのだと諦めたころ、同郷の者から「彼はカブールで良い職が別に見つかって辞めた」

と知る。こちらが怒り狂っていると、当の本人がぶらりと立ち寄り、「実は良い職にありついてー」と、喜んでくださいとばかりに、いけしゃあしゃあ、慶賀の至りである。私も余りの悪びれなさに、ただ呆然。怒りさえも引っ込んで、つい「そうか、そうか。よかったな」と言ってしまう。

こんなことが多いので、重要な約束事は文書に残し、証人を立てる。だが、これも万全ではない。証人が寝返ったり、文書の解釈をねじ曲げられる。こんなあやふやな社会に確実なものは何もないのだと悲観的になりやすいが、しばらく現地で過ごすと、案外そうでもないことが分かってくる。実は、だれにとっても住みやすい社会なのだ。

日本では「野放しにするな」とひんしゅくを買っている浮浪者、物乞い、泥棒、そして三百万人の難民たちを、ペシャワールでは苦もなく受け入れる。この巨大な容量を備えた寛容さが一つの社会的色調である。おまけに、多種多様な民族が雑居しているので、お互い角を立て合わぬよう同居せねばならない。本当の理由は分かり切っていても、表向きだれもが納得する言い訳がないと、世の中円満に回らない。八百長だと新人の日本人ワーカーは怒るが、勧進帳に涙する日本人なら分かるはずだ。「それを言っては、おしめえよ」というセリフは日本にもある。肝心のところは、表層的な嘘をほじくり出すことではなく、相手の立場を汲む思いやりにある。

聖者崇拝と地蔵信仰

現地ペシャワールとアフガニスタンは、世界で最も保守的なイスラム社会である。一九九五年に政権の座を奪ったタリバン軍事勢力は、次々と布告を出し、祭政一致の古風なイスラム社会の再現を目指しているように見える。有名なバーミヤンの磨崖仏も砲撃で足を壊してしまった。イスラムでは偶像破壊は奨励すべきことなのだ。

それで、イスラム教と仏教とは全然共通性がないかと言えば、意外に通じるものを発見する。まず、現地のイスラム教徒が手にしているのが数珠である。かつてペシャワールは言わずと知れたガンダーラ文化の中心地、仏像の発祥地である。数珠以外にも、葬儀の慣習が似通っている。

日本の初七日、四十九日、一回忌などに相当する儀式もある。

もっと興味のあるのは、聖者崇拝の習慣である。例えばピール・ババという聖者の墓に詣でればハンセン病が治るという言い伝えがあり、現在でも参詣者が絶えない。他にも大小の聖者の墓が路傍にあり、参詣する人々を見かける。厳密に言えば、これは偶像礼拝に入るかもしれないが、さすがに原理主義者でもそこまで干渉しない。

日本人に親しまれるのが「お地蔵さん」。本気で願を懸けたことはないが、大人に交じって手を合わせた。私はキリスト教徒で、一時期はこんなお参りは御利益信心として無視していたが、ペシャワールに来てから考えさせられるようになった。土地の人の貧しさを考えると、ワラにもすがる一心でわが子の全快を祈る姿を見れば、何かしら心打たれる。

帰国したときに野山を歩くと、少なからず野仏地蔵に遭遇する。水子地蔵というのもある。だれがするのか、いつもこざっぱり掃除してあり、花が絶えない。水子地蔵に参る者は、何らかの心の傷を、祈りに浄化させているのだろう。死んだ母は無神論者だったが、仏壇に朝夕二回の御《お》斎《とき》を欠かすことがなかった。私はここに外皮を超えた人の一致点を見る。騒々しい神学論より、聖者崇拝と野仏たちの健在に心が和む。

ジンの悪戯

パキスタンには「ジン」という霊がいる。ものの本によれば、中東・中央アジアで広く活躍しているらしい。その起源は天使と関係があるらしいが、定かでない。しかし悪霊ではなく、シャイタン（悪魔）とは無関係なのだそうだ。

ジンはあちこちに出没して人を困らせる。例えばてんかん発作。無医地区では、イスラム僧が呪文を唱えて、モスクの小部屋にしばらく放置する。一時《いっとき》して扉を開けるとジンが出て行ってけいれん発作が止まる。わが病棟でも、会話中に突然目を白黒させて放心状態になる患者がいる。この場合は簡単で、異教徒である私などでも、頭に手のひらを当てて「ジンよでてゆけ！」と唱えると、たちまち患者は正気にもどる。

その他、通行人の頭上に石を降らせたり、道を間違わせたりする。停電なのに電気を灯したり、暗闇で人を驚かす。わがPMS病院でも、ゲストルームにジンが出るという噂が立った。どうも職員の怠慢としか思えないのだが、切ったはずの電灯がつけっぱなしになったり、閉めたはずのドアが開いたりする。何者かがジンのせいだと言い出し、そういうことになった。

ジンは困り者ではあるが、致命的な悪さはしない。概して以上述べたような悪戯《いたずら》に止《とど》まっているようである。私は元精神科医であるから、これをヒステリー反応だと一笑するのは簡単だが、この程度の息抜きがないと面白くないので、ジンの跳梁に目くじらを立てないことにしている。第一、そちらの方が無用な物議をかもしださずに円く収まる。

きまじめな精神科医にかかると大変だろう。一昔前の日本では、これを憑依《ひょうい》妄想と呼び、「狐憑《つ》き」が最も親しまれた。事実を科学的に詮索すれば、村落共同体のあり方から患者本人の心理状態に至り、結局病人扱いにするか、村社会の精神病理にまで及んで、解決がややこしくなる。ジンは、人間関係の潤滑油であり、話題の提供者である。できたら、日本にも現れてほしいものだと考えている。

コーランと論語

ペシャワールでの生活は私の懐かしかった時代の記憶をふと甦らせることがある。親孝行の美徳や、お年寄りへの尊敬などがまだ厳然と生きている。マドラサ（イスラム教の寺子屋）に行くと、子供たちがコーランを暗誦しながら文字を学んでいる。これも何だか懐かしい。

私も幼少時、論語の一部を素読で暗誦した。理解の程は怪しいが、その記憶は生涯つきまとい、自分を内側から律する規範となるのは本当だ。日本人は宗教に寛容で、信仰心が薄いという話をよく聞かされた。しかし、私たちの伝統的宗教心と道徳律は漢語教育に伴う論語の膾炙《かいしゃ》によってかなり支えられてきた節がある。戦後教育で漢文が廃《すた》れ、極端な国語教師は「日本はもうすぐローマ字に変わるから漢字など覚えなくともよい」と唱えていた。実際、中学で初めて漢文が出てきたとき、私が得意げに「子、のたまわく！」と読むと、注意された。「のたまわくではない。いわくが正しい」

このことは象徴的だった。孔子はそれほど偉くなくなったのだ。私はキリスト教信徒だが、分析的な最近の聖書注解書よりは、論語的教養を背景とする山室軍平や内村鑑三あたりの方がピンと来る。庶民の浪花節などもそうで、義理人情物語の背景には明らかに「仁」が核にあり、忠孝道徳の理想を謳《うた》いあげるものであった。これが上から下まで日本人の精神的支柱を形成していたらしい。極端な戦後教育の転換は、全て古いものを封建的という烙印を押して一掃し、日本人から精神性を奪い取った。温故知新というが、日本は古い道徳に代わる何ものも準備せず、やたら古い権威の分析をしたり、仮面をはぐのみであった。そのつけは今来ている。日本全国の宗教法人が二万団体、中には稚拙な方法で人を罠に落とすようなものも少なくない。人間の非論理性は本源的なものである。しかし、それは長い間に培われた伝統を破壊しては新たな迷信を捏造《ねつぞう》するだけだ。私は、決して過去を賛美しないが、それに倍する新たな偽りにも与《くみ》したくない。

復讐と客人歓待

現地ペシャワール、アフガニスタンの多数派がパシュトゥ民族で、その数推定二千万人、世界最大の部族社会だと言われる。彼らの日常生活を律する規範が「パシュトゥヌワレイ（パシュトゥ人の掟）」と呼ばれる不文律である。これは法律以上に拘束力がある。都市部では少しずつ廃れてきてはいるが、概ね健在である。

警察が手を抜いておられるのも、これが犯罪の抑止力になっているからだ。いや、正確に言えば、ある種の犯罪については温床を提供しつつも、それなりに安定した社会を保証しているからだ。現在アフガニスタンを支配するタリバン（神学生）軍事勢力が、警察組織なしに比較的少数で治安を維持できるのもこれによる。この掟の骨格と呼べるものが、バダル（復讐）とメルマスティア（客人歓待）である。

パキスタンの新聞記事は「少年による殺人（ペシャワール発）」というニュースで三面記事を埋めるのに事欠かない。これは大抵が仇討ちで、実際的なお咎めはあまり聞かない。あっぱれだと称賛する向きもある。泥棒は手の切断、婦女暴行は死罪、強盗は撃ち殺してもよい。警察の手を煩わすまでもないので、薄給のお巡りさんは副業に余念が無い。しかし、「これは野蛮な所だ」と勘違いするのは早計で、近代法ではとてもコントロールできないというのが実感である。

復讐法は徹底しているが、実際には暴力行使に及ぶことは案外少ない。ドシュマン（敵）という言葉は特別なひびきがあって、家同士の代々の抗争を背景にしている。敵と認識されれば、その報復手段は陰湿を極め、路上で背後から狙撃したり、宴席に招いて毒殺という例もあった。しかし、実のところは、こんな憂鬱な事態を好む者は少ないので、なるべく敵を作らぬよう立ち回る。客人歓待はその裏返しで、お互いに敵意のない証であることもあり、利害のからむ関係を作るためであったり、純粋に好意を表す場合もある。

ザル・ザン・ザミーン

客人歓待の意図は、こっちで察することが肝要である。卑近なものは「茶でも飲みなさい」という挨拶に近いことばで、大抵は「今飲んだところです」、または「急ぎますから」と断る。さしずめ「京都のお茶漬け」と考えて間違いない。長話の末に「さて、お茶でも」というのは「そろそろお帰りの時間ではないですか」という婉曲表現であって、ここでどっかりと尻をすえて厚意に甘えようとすれば、内心「気の利かぬ奴だ」と嫌われる。逆に純粋の好意だと思える場合は、断ると敵意があると思われる。

そこで臨機応変に対応すべきだが、その状況と相手の態度で察しはつく。現地の人々が年齢のわりに人間関係を円滑に保つ社交術に長けているのは、幼少のころから復讐の恐ろしさや、客の喜ばせ方を身近に見ながら付き合い方を習得してゆくからなのだろう。

敵を作る原因は有名で、ザル（金）・ザン（女）・ザミーン（土地）という。現地の人々は概ね気の良い連中が多いが、こと金や女の問題になると豹変する。一九八九年に旧ソ連軍が撤退し始めてアフガン戦争に終結の希望が出てきたとき、「アフガン難民帰還援助」に全世界から押しかけた国際団体が約三百。数十億ドルが使われた。実はこれで帰還した難民は皆無に近かった。それどころか、当時大流行した欧米フェミニズムの影響で、「女性のための○○計画」が次々と始められた。おまけに、現地の人々が聞くと目の玉が飛び出る額の金が湯水のように垂れ流された。私の個人的な感想は「そっとしておけばよいのに。金と女性の問題さえ出さなければ良い人たちなのだから」であった。案の定、プロジェクトは甚だしい悪評が立った上、二年後には難民の略奪に遭い、ほぼ壊滅した。

確かに地位の低い女性に何とかしてあげようとする気持ちも分からぬではないが、金と女は微妙な問題がつきまとう。だが、日本でもいろんな犯罪をみると「ザル・ザン・ザミーン」は人間の欲望が集中する普遍的要素であることがわかる。現地は、そのことをあらわにしているだけである。

男女隔離

アフガニスタンのタリバン軍事勢力の社会政策は、祭政一致の原初のイスラムの理想を実現することにあるようである。これは一種の宗教改革の側面をもっていて、十六世紀に興隆した欧州の清教徒に比肩できる（このことは後の項で述べる）。

なかでも都市の上流階級の女性を震撼させたのが「男女隔離」である。アフガニスタンもパキスタンも完全な男性社会で、その厳しさは往時の日本の類いではない。タリバンは女学校を閉鎖し、ブルカ（顔と体を覆うマント）の着用を義務づけ、西欧のフェミニストたちの神経を逆なでした。教育を受けた女性たちは、アフガニスタン国内で働く機会がなくなり、一斉にペシャワールへ難を逃れた。そして、彼女らの悲鳴だけが世界に大きく報道されたのである。

私は極端な政策を好まないが、タリバンのこんな面だけが喧伝され、社会の大部分を構成する都市貧困層と農民の日常生活が知られないので、多少は実情を伝えないと不公平である。ブルカ着用をはじめとする一連の男女隔離政策は、タリバンの発明ではない。彼らは保守的な農村と都市貧民の慣習を、全社会に敷衍《ふえん》しようとしたに過ぎなかった。その意味では水平主義的な急進性を帯びていた。ほとんどのアフガン人女性にとって、タリバンの政策はいわば伝統的慣習に過ぎなかったのである。

タリバン支配の及ぶ一九九六年から十八年前、一九七八年に発生したクナール州の反乱は、女性たちが主役を演じた。クーデターで成立したアフガンの共産主義政権はブルカを女性からはぎとることを強要した。男女平等、女性の識字率の向上を掲げ、急進的な改革を断行しようとした。カブールから派遣された役人たちが、農村のおかみさんや娘たちを引きずり出し、字を覚えさせようとした。当の農村女性にしてみれば、文字など農作業に役立たないし、せっかく主人にねだって買ってもらった綺麗なブルカが着れない。第一、役人が「神などいない」とコーランを引きちぎる罰当たり者に思えた。そこで役人の強制に抵抗した女性が殴られ、男たちに訴えた。これが反乱の引き金であった。

男をひっぱたけ

どこの社会も女性は男性よりもっと保守的かつ直截《ちょくさい》であって、底辺から伝統社会を支えている。アフガニスタンの内乱のいきさつも、パシュトゥヌワレイ（パシュトゥ人の掟）も、これら保守的な女性の存在ぬきに考えられない。

復讐の掟にしてもそうだ。わが子を「復讐要員」として徹底的に育成するのは、母親である。男は妥協的である。「まあまあ」で済ます社交術に長けている。よく言えば社会的に成熟しているが、悪く言えば「ずる賢く立ち回る」ということになる。

話がそれるが、かつて日本がそうであった。「あんた、それでも男ね」というセリフが懐かしい。

昔は日本にも傑物がたくさん出たが、今は少なくなった。考えるに、昔は女が偉かったからだ。私の祖母も母も、表向き夫を立てておいて、陰では十分なコントロールができた。男の方は痛い所をつかれると怒るが、自分が過ちだと認めればしぶしぶ意見を取り入れた。男は威張らせていただいていたのである。だから夫婦併せて二人分の仕事ができた。こういうと、フェミニストたちから猛烈な反撃がくるので、せめて紙面を借りて小声で呟いておきたい。「女《おなご》はすっこめ」などと発言しようものなら大変で、下手をするとセクハラとやらで処罰されることもあるからだ。ただ、断っておくが、私は決して男尊女卑の過去を賛美しているのではない。日本がダメになったのは女が権利を獲得したからではなく、男が駄目になってきたからだ。

その証拠に、いわゆるもてる男のタイプが変化してきた。「かっわいー」という一語でしか評価されない男の身になっていただきたい。これではペットと大差ない。もてたいと思うのは、異性を引き付けようとする健全な願望である。それが、女の願いに合わせて、かわいい男になるのでは立つ瀬がない。男性化粧品屋は喜ぶかもしれないが、社会全体が引き締まるとは思えない。これは国の衰亡に関わる。男よ出てこい。女よ、軟弱な男をひっぱたけ。

本能と規範

人間もまた、他の動物と同様、雌雄に二分される。成熟した雌雄が協力して子孫を残し、種が絶えぬようになっている。この営みを規定するのが本能で、性欲の生物学的な基礎である。自然界では、生物がこの本能にひたすら従って、種の絶滅から免れている。個体の性的快感はその報酬である。

人間が異なるのは、相手を単に子孫を残す手段とせず、社会的関係が介在することである。人は働き、食べ、子供を育て、死ぬ。これは動物と変わりないが、ヒトの場合、大脳皮質の発達を基礎に自意識が生まれ、種全体よりも個体を重視する方に傾く。その最も進化した形態が西欧的な「個人」という概念だろう。

動物個体としてのヒトは本能に身を委ねる方が楽だから、性は最も安易かつ逃避的な享楽となり得る。衰退期の社会では、おしなべて性道徳の頽廃がみられた。こうなると、個体本能の暴走が種全体の存続を危うくする。この抑止力が社会的規範や道徳である。精神分析医が言うまでもなく、人はこの規範と動物本能との間の緊張で生きている。

話がくどくなったが、イスラム社会の極端な男女隔離の習慣を見ると、昔の日本の類いではない。性犯罪は石打ちで殺される。それくらいしないと人が欲望を抑えきれず、禁を犯しやすいからだろうと思われる。二千年前の中国の賢人は、「男女七歳にして席を同じうせず」といい、「若き時、血気盛んなり。これを戒むること色にあり」と教えた。カトリックでは、性行為を享楽の道具にすることを禁じている。

厳格なイスラム主義によれば、女性が顔や肌を隠すのは男が誘惑に負けて罪を犯さないためだそうである。アフガニスタンでは女性には「ブルカ」着用が義務づけられている。これは、ちょうどシーツをすっぽり被って、顔のところに網目の窓を開けたような着物である。確かに男は女を見ることができないが、女の方は網目から外を見ることができる。これが性差別の象徴のごとく言われ、フェミニストの怨嗟の的になるが、ブルカの下で何が起きているか一応知ってもらった方が公正な判断ができよう。

ブルカの効用

「女性差別の象徴」のように言われるブルカの下では様々な女の生きざまが展開している。まず、私が診察するハンセン病の女性患者たちは、ブルカについてだけは、救いだと思っているに違いない。バスには乗れるし、街を闊歩《かっぽ》することも自由である。人の目を意識しなくてよいのである。ブルカの用途は他にもある。こっそりと物を運ぶときに効果的である。よほどの事がない限り、ブルカをはいで女性を見ることは大変失礼になるからだ。わがＰＭＳ病院でも、門衛が厳重なチェックをしているのに、時々病院の物品が紛失、院外に持ち去られる。「運び屋」がブルカを着用する女性であることは疑いない。もっとも、私も似たようなことをした。ある時、のっぴきならぬ事情があって武器を他所へ移さねばならぬハメになった。そこで、日本人看護婦にブルカをかぶせ、こっそりライフルを運ばせたことがある（現地では武器が必需品で、誰もが護衛用に持っているのに、ペシャワール市内は武器携行が厳禁なのである）。これを物騒だと思ってはいけない。現地は家族の数だけ武器があると考えてよい。ただ、現在の日本にこれだけの武器が入ったらどうなるか。想像するだけでぞっとする。

さて、ブルカを着る女性がおしゃれでないかと言えば、そうでもない。爪はキンキラキンのマニキュア、腕には派手な腕輪をジャラジャラとつけ、診察のとき顔を見ると、ほとんどの女性が厚化粧この上なく、金色のイヤリングをしている。ブルカの意義は「男が女を見て欲情を起こさないよう」というが、当の女性たちは結構おしゃれを楽しんでいる。元来おしゃれとは、美しくありたいという願望の表れで、生物学的な起源は異性を引きつける手段である。ということは、ブルカなるものは、異性の気をひく本源的なものまで禁止せず、誘惑を遮断する手立てなのであろう。ところが、多くの男たちの本音を聞くと、ベールやブルカの中を想像すると、かえって神秘的に見え、関心が高まるのだそうである。ブルカの下に隠れたおしゃれを見ると分からぬでもない。

おしゃれ

おしゃれは、必ずしも容貌を美しく見せることだけではない。精神的なおしゃれもある。さらに女に限ったことではなく、男にもある。つい最近まで、女は女らしく、男は男らしくふるまうことが一種のおしゃれであった。フランスの哲学者、ボーボワール女史は「女は女であるのではない。女になるのだ」という名言を吐いて、社会の求める女らしさを否定した。彼女がスカートをはかずにズボンをはいていたかどうか知らないが、アフガン人女性のブルカを見たら卒倒したことだろう。

だが、これは自然を無視した、造花のような極論だ。男女の生物学的差異は変えようがない。

当然、過去から引きずってきた社会的役割や慣習、感性も突如変化するものではない。生まれながらの飼い猫が、必要のない狩りの習慣を捨てないのと同じだ。男は子供を産むことができないし、女は男ほど肉体労働に耐えられない。事実、スポーツマンは女性にもてるし、ふくよかな乳房は男の気をそそる。それに、人間が地上に現れて以来蓄積されてきた生活の歴史は、人々の心の奥深く重層している。また、それが広い意味の伝統というものであって、その伝統の上に新たな生活意識が加わっていくものである。伝統を抹殺すれば、人間は平衡を失って暴走、極端から極端へ走る。伝統の強制も、その完全否定もありえない。伝統そのものは決して固定的なものではない。時代・地域性とともに絶えず変化しながら、人々に生きる平衡のようなものを提供する。

私はアフガン戦争中から、伝統を全く否定する共産政権と、それを全く固定しようとする宗教主義との激突を見てきた。しかし、両者の奇妙な類似性は、それによって人々の居心地が悪くなったこと、争い事で犠牲者が増えたことであった。男女の社会的ありかた・慣習もおそらく似たようなものであろうと思う。

動あれば反動がある。戦後民主主義とやらで伝統を抹殺した日本も好例といえる。「自由」の名の下に、これだけ露出趣味と自堕落が闊歩しているのもまた、珍しい。どちらがよいのか分からないが、平凡ながら「物事には程度がある」ということらしい。

沈黙と啓示

やあ、懐かしい光景だ。ペシャワールから一時間半、カイバル峠・トルハム国境を越えたのは、今年（二〇〇〇年）の六月、実に四年半ぶりのことだった。一九九六年のタリバン軍事勢力の支配以後、まる四年間ペシャワールの基地病院の立ち上げに忙殺されていた私は、アフガニスタンを訪れることができなかったのである。

見渡す限りの茶褐色の荒涼たる岩石沙漠である。ここからジャララバードまで約二時間、荒れ果てたでこぼこのハイウェーを突っ走る。摂氏五〇度、酷暑である。熱風が容赦なく自動車に吹きつける。

沙漠は美しい。生命の面影の一片をも止めない世界は、人間同士の確執に疲れた者にとって、一切の虚飾や虚偽を寄せつけぬ清らかさを感じさせる。かつて、アフガン戦争中に我々を威嚇した戦車はボロボロに錆びて鉄屑と化し、その後の「カブール避難民救援」のテントの群れも、賑々《にぎにぎ》しい外国NGOの「〇〇プロジェクト」の膨大な数の看板も、全てを瓦礫の山に風化させて葬り去る。

熱風に煽られながら、私が滞在した十六年の歳月を、人の営みのはかなさとともに回顧せざるを得なかった。熱砂の中央アジアから峠を越えたであろう幾多の征服者たち、難民、隊商、文明の興隆と没落……。気の遠くなるような昔から、この路傍の岩石は人間の絶望と希望、征服と野望、愚かな人間たちの盲目の乱舞を無数に見てきたであろう。

岩石たちは黙して語らない。しかし、現代に信ずるに足る啓示というものがあるとすれば、この巌《いわお》の沈黙こそが、ひとつの確実なメッセージである。一九八四年に赴任して以来、これは私の変わらぬ実感であった。ものみなが幻のごとく、全ては過ぎ去る。それでも残るものは何であろう。私たちは、この実感のうえに何かを築こうとしてきた。そして、この十六年の闘争の意味を反芻《はんすう》しようとする。でも、沙漠を一望すれば、このような想念さえ霧消して楽天的になる。

鎖国

二〇〇〇年六月十三日、アフガニスタンに久しぶりに入った私たちが見たものは、ひとつの隔離された世界であった。タリバン勢力が一九九六年に支配を確立して以来、一種の国粋的なイスラム主義で人々をまとめ上げようとしていた。いわば、準鎖国政策である。これは、一切の西欧的な価値観や文化的影響を排除して、「古き良きアフガニスタン」を再現する動きのように思えた。

ジャララバードの町並みは数年前よりは落ち着いて、市街戦もなく、バザールの喧噪《けんそう》は心地よかった。以前に比べると物資も豊富になっている。確かに治安はよくなり、タリバン兵士たちが華美な風俗を取り締まっていた。彼らは何れも未だ十七、八歳の少年兵で、猛々しさはなかったが、一途な故の狂気を感じ取るのに時間はかからなかった。「ドクター」は英語なので禁止、タビブ（医者）というペルシャ語に代え、赤十字の薬局のマークも聴診器をシンボルに使わせていた。

私がチャイハナ（茶店）で腰を下ろしていると、カラシニコフ銃を下げた兵士が「中国人か」と威嚇的に訊いた。「日本人だ」と答えると、それ以上の尋問はなかったが、店の入り口で数名が私を見張っているようだ。外国人が滅多に来ないので珍しいこともあろう、パシュトゥ語の会話が聞こえた。「アングレーズ（英国人＝敵）め、蛇め」と誰かが言えば、「いや、あれはジャパニーズ（日本人）だ」と別の者がそれを押しとどめていた。私はわざと外国人らしく見せるために洋服を着ていたので、人目を引いたらしい。

間もなくバザールの喧噪が突然止んだので、「何事だ」と店の主人に尋ねると、「処刑執行がある」と言う。

二十世紀のピューリタン

一体誰が処刑されるのか分からぬが、私はアフガン戦争中にいやと言うほど血なまぐさい場面を見てきたので、もう沢山だと思って群衆に交じらず、黙って茶を飲み続けていた。戻ってきたアフガン人職員に聞くと、処刑されたのは何とテレビであった。

タリバン政権の確立直後、あらゆる享楽的なものが禁止された。映画、ビデオはもちろん、テレビ、ラジオ、カメラ、カセットテープまでご法度になっていた。これではゆきすぎだと内部批判があって、最近カメラは無生物の被写体ならよい、カセットテープも官能を煽《あお》るものでなければよい、と少しずつ規制が緩和されていたらしい。しかし、このところ風紀がゆるみ、テレビを堂々と売る電器店が出てきて、引き締めのため「処刑」に及んだものらしい。「もったいねえ、高価な物を」というのが、わが職員の健全な意見であった。

私はといえば、普段ほとんどテレビやビデオを見ないし、むしろ日本での垂れ流し放送に飽き飽きしていたから、「世界に一カ所くらい、テレビのない国があっても良いのではないか」と思っている。それに、人を殺すよりましだ。しかし私は音楽だけは好きなので、禁止されると生活にはさしつかえないが、物足りない。ままならぬものだ。

それにしても、いまどきタリバンのような極端な勢力が支持される社会そのものが、私の興味をひく。十六世紀のヨーロッパに起きた宗教改革時代によく似ているからだ。清教徒たちは同時に政治・軍事勢力でもあった。彼らの一派は反対勢力を容赦なく大量処刑し、英国のクロムウェルは国王の死刑を断行して政権を握った。それを考えると、五年前のカブール陥落の際、「彼ら（タリバン）はアフガニスタンを七世紀にひきもどそうとしている」と西側が報じたのは誤りで、十六世紀あたりに訂正すべきである。

ただタリバンが異なるのは、清教徒たちほど残虐でなかったことだ。確かに見せしめ的な処刑はあったが、ヨーロッパ程の大量殺戮はなかった。そこに大陸的な寛容さ、憎めぬ純粋主義、たとい戯画的に見えても、世界を覆う拝金主義に対する挑戦が、何となく小気味よく思えてくる。アフガニスタンは現在、世界の孤児だと言ってよい。しかし、孤児になるにはそれなりの理由もあったのだと、つい弁護したくなる。

戦場の診療所

わがPMSのアフガニスタン国内診療所は、ニングラハル州のダラエ・ヌール、クナール州のダラエ・ピーチ、ヌーリスタン州のワマと、三ヵ所に置かれている。何れもアフガン戦争の終結した一九九二年から九五年にかけて「山村無医地区のモデル診療所創設」を目指し、大量の難民帰還とともに次々と建設されたものである。従って、いわゆる辺鄙《へんぴ》な所にあり、初期は徒歩十時間かけて輸送を行っていた診療所もある。

タリバン軍事勢力が興隆したとき、これを構成する主力がアフガニスタンの多数派、パシュトゥ民族であったから、山岳部の少数民族は一斉に反旗をひるがえした。困ったことに、私たちの診療所は、これら山岳民族とパシュトゥ民族との境界地域が多かった。ダラエ・ヌール渓谷ではパシャイー民族、ワマ渓谷ではヌーリスタン民族が山岳部に立てこもって抵抗を続けている。

ダラエ・ヌールでは、現在前線が診療所から五キロメートルの地点にあり、散発的に戦闘が発生している。面白いのは、病人であれば両軍とも通過を阻止せず、むしろこれを助けて診療所まで連れてくることである。両軍の負傷者が傷の手当てで仲良く並んでいることもあった。両者とも我々を必要としているので、まずは安全である。瀕死の重傷者はジャララバードという下手の都市まで送らせる。ずいぶん呑気な戦いで、非戦闘員を巻き込まぬよう、双方が注意しているようである。これは、イスラム世界の「国際法」のようなものがあるからで、「仁義なき戦い」は人々の支持を失う。実際、五年前に山岳民族と同盟するパンジシェールのマスードという指導者が、ロケット砲で診療所付近の農家を粉砕したとき、住民は一挙にマスード派に反感を抱き、タリバンたちは容易にその地域を制圧できた。「古き良きアフガニスタン」は確かに息づいているようである。

強盗物語

一九九五年八月、クナール河上流の診療所に職員と物資を輸送中、ジープ二台が強奪されたことがある。武装した十一人の賊が運転手の首にライフルの銃口を押し当て、「車のカギをよこすか、命をよこすか」と脅した。その時運転手は少しもあわてず、「どちらにいたしましょう」。もちろん、カギを渡させたことは言うまでもない。私は日本側の悪印象を恐れて、しばらく話を伏せておいた。

この強盗団の首謀者が、何とダラエ・ピーチ診療所から徒歩一時間ほどの村の指導者。怒り狂ったわが職員の一人が復讐を誓って自分の属する部族を動員し私設検問所を設けた。首謀者は身動きできなくなった。車両はその後、はるか離れたアフガニスタンの首都カブールの近く、サロビで見つかり、一年半後、我々の手中に帰った。その経過は推理小説まがいの面白い話だが割愛する。もっと面白いのは、その結末である。賊はその後、診療所職員から何時襲撃されるかと戦々恐々、家に閉じこもっていた。実際に彼の家を襲撃する計画を立てた職員がいたので、私がこれを抑えて根比べの持久戦に持ち込んだ。それから二年たち、三年たち、診療所への信頼感が確立すると、賊は地域住民から白眼視されるようになり、彼の名誉は失われた。この地では「名誉」の失墜が最大の恥辱であるから、我々は十分な復讐を果たしたことになる。

今では彼も病気になると、わが診療所で手厚く治療される。この村の下流までタリバンが進駐して上流のヌーリスタン山岳民族との緩衝地帯になっている。タリバンは犯罪者の処分に容赦ないから、賊の方は告発されないよう、我々と友好関係を保つのに余念が無い。日本でこんな話をすると信じてもらえないが、実話である。

要は負けるが勝ち、気短にならぬことだ。最近日本では、つまらぬことで殺傷ざたが頻繁に起きるという。警察がだめになったからだという報道も耳にしたが、こちらから見ると、日本人が未熟になってきたからだ。情報の洪水で大事なことと大事でないことが分からなくなり、地についた人の関係が希薄になったのではないかと想像している。

旱魃と赤痢の流行

今夏のアフガニスタン東部の旱魃《かんばつ》は予想をはるかに超えるものである。アフガニスタンとパキスタン北部は、「沙漠と氷雪の国」で、水源は夏に溶け出すヒンズークッシュ山脈の氷雪である。険峻《けんしゅん》な山岳地帯は、巨大な貯水槽の役目を果たしている。

夏の水量は、冬季の積雪量に比例する。ところが今年は積雪が異常に少なく、ちっとも水量が増えない。例えば、診療所のあるダラエ・ヌール渓谷は、例年なら豊かな水田が広がり、多くの人口を抱えてきた。それが、どの川もからからに干上がっている。田植えの時期だというのに、水田は例年の二、三割以下、長老たちも「こんな旱魃は経験がない」という。飢饉は確実視されている。

医療に携わる我々にとって、深刻なのが飲料水の欠乏である。井戸の底に残るわずかな泥水では、衛生も何もない。赤痢が大流行、主に子供たちがひどい脱水症とマラスムスという栄養失調で次々と落命している。診療所に押し寄せる患者が一日二百五十名、半数以上が下痢症である。WHO（世界保健機関）の地区委員会では危機的に受け止め、地元責任者は「まず生存が第一だ。これにコレラが直撃すれば身が凍る」と明快に述べた。この緊迫性は伝わりにくい。診療所に半日掛かりで歩いてきて、病気の子が待ち時間の間に死んでゆく事態を想像していただきたい。第一線の我々が実情を訴えても、関連国際団体のオフィスは書類整理だけに追われて、現実感がないらしい。

誰もやらねば我々がやる。ペシャワール会は早速、診療所近辺の数カ村で深井戸の試掘を始めた。既に放棄された廃村が多数ある。必要なのはお喋りではなく、実弾である。現地の我々は、飲料水確保に全精力をつぎ込む。水は命である。これはもう、ひとつの戦争である。帰国したとき、「あなたの善意で多くの子供たちが救われます」という某国際団体の美しいパンフレットが無性に癪《しゃく》にさわり、寒々とした気持ちになった。

現地適応の条件

現地ペシャワールには、さまざまな日本人たちも出入りした。日本人列伝だけで一冊の本になる。赴任初期はアフガン戦争のまっ最中、普通の日本人は誰も寄りつかなかった。たまに訪れるのは、おおむね日本社会にはなじめぬアウトロー的な者が多かった。「義勇兵」としてゲリラに投じ、前線で銃を手に戦った者もある。私も仕事の必要上、少なからずゲリラ勢と関係があったし、百鬼夜行の中、危ない橋も渡らざるをえなかったころである。

Tさんもその一人で、一九八六年にペシャワールのわが家を訪れた。その時すでに覚悟をしていたらしく、アフガン・ゲリラに投ずる直前だった。出身が川筋の同郷だし、長らく日本人を見なかったので、快く会った。義侠心の塊のような人物で、礼儀正しかった。人間には決死を覚悟したとき、自分の存在の記憶を、何らかの形で残そうとする習性があるらしい。Tさんも去る間際に、「もし戻らなかったら、Tというけちな野郎を思い出してやってください」と手短に述べた。決して芝居じみては聞こえなかった。私も化石日本人に属するから、政治的な考えはまるで違っていても、ある種の共感を覚えた。本当に何かを覚悟した者は、ぺらぺらと喋らないものである。

その後彼は、弾の飛び交う前線にいた。二、三年たって消息がなかったので、てっきり死亡したものと思っていたら、ある日ぶらりとお礼に現れた。私が驚いたのは、Tさんが全く現地語をしゃべらず、しかも単独で修羅場を通したことである。九州弁だけで荒くれパシュトゥ人ゲリラを数年率いてきたのだ。これは日本人ワーカーの現地適応に手をやいてきた私の参考になった。人の意思疎通はことば以上のものが必要だ。明確な目標、毅然たる意思表示、誰もが分かる行動性、命も惜しまぬ楽天性、そして仲間への配慮と適度の社交性、これらの必要条件を彼は満たしていた。逆に言えば、こうした人は日本で生きにくくなったのであろう。

日本人ワーカー

一九八九年ごろから事業規模の拡大とともに、ペシャワール会は日本人ワーカーを送り続けてきた。最近でこそ安定したが、初めのころは悪戦苦闘。苦杯をなめさせられた。「ボランティア」という言葉があまりに安直、来る方は「行きさえすれば何とかなる」と、ことばも出来ないのに日本を出る。当方では「ものになるまで数年、それから使える」と考えるが、どうも日本の僻地に赴くていどの感覚で転がり込まれるから困る。

日本人が働きにくい点において、おそらく現地は世界でも屈指の部類に入る。まず、言葉を含む意思疎通の問題がある。現地は英語、パシュトゥ語、ペルシャ語、ウルドゥ語と、主要言語だけで四つある。言葉だけでなく、習慣も著しく異なる。特に女性は気軽に外に出られない。現地は全体が男性寮のような社会だから、行動を慎まぬととんでもないことになる。例えば、異性に対して気軽に愛想をふりまいたり、握手するだけで、十分な風紀紊乱《びんらん》になる。現地では、恋愛関係以外の男女の仲があり得ないのである。逆もまたしかり、男である私も現地の妙齢の女性を診る時は神経を使う。因《ちなみ》に、売春・姦通は死罪である。

第二に、厳しい自然条件と社会環境、特に大家族の封建的序列で育ってきた者と、一般日本人とでは成熟度がちがう。復讐法については既に述べたが、敵を作らぬおおらかな社交性・忍耐力がないと現地では生き延びられない。長上を立てる心くばりも要る。

かといって、これらがみな、異文化によるものかと云えば、必ずしもそうではない。異質だと感ずるものの中には、かつて日本にもあったものが多い。世代の差としか思えない場合がある。つまり、我が国で対人関係のあり方が変化して理解できなくなったのだろうと私は思っている。現地社会に「個人」はない。「ある集団の成員としての自分」が優先する。いずれが良いのか私には分からない。しかし、お年寄りに対する尊敬、親孝行、親族への配慮、これらでさえ「古い社会の遺物」として葬り去るのは抵抗がある。

日本人同士の摩擦

日本人ワーカーが体験する悩みの一つに、日本人同士の摩擦がある。これは、夫婦喧嘩や兄弟喧嘩に似ていて、密閉された空間で長いこと同居するものの宿命である。山岳会でさえ、里で仲良しの者が、長いテント生活で必ずいさかいを起こす。あまりに近しいために、互いの欠点を虫メガネで覗《のぞ》くような事態となり、嫌気がさしてくるのである。日本から遠く離れ、気軽に息抜く場所がない。そこで欠点覗きの虫メガネはさらに大きくなる。

何ゆえか、たいていの者が精神的におかしくなる。ペシャワールに赴任して発狂した日本人国連職員もいた。ペシャワール会でも、現地でトラブルを起こしたり、妄想状態に陥って帰国させたケースが少なくなかった。精神病状態の特徴は病識がないことである。説得は無効である。そこで当方としては帰国を命ぜざるを得ない。でなければ、皆が共倒れになるからである。それが、不思議にも日本に帰ればけろりと治るので、日本側では帰された理由が分からない。結果は、現地の我々のせいにされることが一再でなかった。話が脱線するが、不都合なことを目の前にいない第三者のせいにするのも、人間の悪い癖というか、普遍的な病理である。「中村先生が厳しすぎる」ということになって落ち着けばまだよいが、残った古参ワーカーの非難に及ぶ。その理由づけがまた、人を納得させやすい。非難される方は理不尽さに対して不信をもつ。この調整がまた容易ではないのである。

焦るわりに職場に適応できない、見慣れぬ風俗習慣に戸惑う、密閉状態に心のバランスを失う、ということもあろうが、それだけとも言い切れない。同じ条件下で、楽しく行動できる者も珍しくないからだ。つまり、本人の適性ということになるが、先に挙げた「日本人のムジャヘディン（反政府ゲリラ）」Tさんが良い例だろう。要は、月並みだが、健全な心身、己を知る自省心、自己防衛をかなぐりすてた捨て身の楽観性、無欲な目的意識、ということになるが、これまた容易でない。かくて内憂はつづく。「ワーカー問題」もまた、人間の病理に根差すがゆえに、永遠のテーマだといえた。

浄財と職員の生活

私たちをがっかりさせるものの一つに、現地職員との金をめぐるやりとりがある。私たちペシャワール会のようなＮＧＯでは特に著しい。これはどうも宿命的なものである。募金という「浄財」を使う側は心のどこかで損得ぬきの協力を期待するし、それがまた、募金者を動かしているからだ。しかし、現地職員の方は違う。彼らは生活者でもある。一ルピーにも目をつり上げ、家族の生活を支えなければならない。「損得ぬき」はあり得ないように一見思える。

ペシャワール会は、ハンセン病などの障害をかかえる患者のケア、山村無医地区のモデル診療体制確立をめざし、現在七十床の病院を基地に、アフガニスタン・パキスタンにまたがる山岳地帯に五つの診療所を持ち、職員百五十名で年間十五万人以上の診療を行う。しかも、十五年を経て第一期を完了、次の三十年を第二期として巨大なヒンズークッシュ山脈に挑もうというのだから、先の長い話である。NGOの計画としては、世界屈指の部類に入る。救急医療援助のような場合と異なり、半ば土着化して土地の人々との長い付き合いを基礎にしないと続かない。

職員の生活の安定も必須である。日本側では、つい「美しい」動機を押し付けたくなるが、それでは恩着せがましく、何よりもえげつない。公務員に「国民の血税で生活している」という意識を強要するのと同じである。人間はそれほど強いものではない。人様の金で生きさせてもらっていると過度に意識すると、窮屈になって長続きしないからだ。逆に「カネにきれい・汚いがあるものか」と開き直るのも、何か大切なものが汚される気がして、これまた、どこか面白くない。実際国連のプロジェクトなどは、予算の大半が職員の給与に消える。これは許せない。

ある商社の人に尋ねたら「連中がそんな人道的な動機で働くものか」とせせら笑った。そう断定されると何かしらむっとする。募金者の善意と現実的な職員の生活保障。この両者の調整は、常に悩みであった。

十六年が過ぎて

ペシャワール会の現地活動は、ハンセン病および類似障害のケア、同病が多い山岳無医地区の診療モデル確立を二大目標に掲げている。初めのころ、「最低十年は必要」と言っていたのが、十年どころか十六年を過ぎ、「第二期三十年」と豪語するようになった。「いい加減なところで切り上げたら」という半ば呆れたような意見もないことはなかった。しかし、これには訳があった。

最大の理由は、私たちの無き後、こんなことに本気で取り組む者が現地で誰もいなくなることであった。日本では、ハンセン病患者が約五千名、それもほとんど高齢化し、菌陽性者は稀である。ところが、現地アフガニスタンとパキスタン北西辺境州の人口三千万の中で、七千名が登録されている。しかも、未治療新患者は増える一方である。信じがたいことに、まともにハンセン病の合併症治療ができる施設が、わがＰＭＳ病院以外に存在しないことだ。

ハンセン病患者たちは、おおむね山間の寒村に多発し、ここがまた医療設備の皆無な地区が多い。そこで、世界有数の大山塊、ヒンズークッシュ山脈を相手の壮大な計画となった。パキスタン北部とアフガニスタン東北部の五つの診療所は、こうして始められた。蟷螂《とうろう》の斧でなければ冗談だと、事情を知る者なら言うところだろう。

だが、これには実に多くの人々の協力があったのである。日本だけでない。現地の人々が意気に感じて合流、現在の活動を支えていると言える。少なくとも、現地の指導層がペシャワール会の方針を人に説明するとき、決まり文句のように熱っぽく語る言葉がある。

「誰もがそこへ行かぬから、我々がゆく。誰もしないから、我々がする」

これが、宗教や国境を越えて、みなを突き動かしているのは事実である。百五十名の全職員がそうだとは言えないが、紛れもなく現地活動を支える精神である。確かに皆、家族を抱える生活者であることは逃れられない。しかし、「人はパンのみに生きるに非ず」とは、真実である。現地事業が健全な感性によって支えられていることを、あらためて思わずにおれない。

誰も行かぬから

「誰もが行かぬから、我々がゆく。誰もしないから、我々がする」。この言葉は、今やPMSの合言葉となったが、決して私の発案ではなく、実は出典がある。私がまだ若いころ読んだ『後世への最大遺物』（内村鑑三）という著作の中で、米国のある女学校の設立者、メリー・ライオン女史の創立精神を紹介した条《くだり》である。私は内村の信奉者ではないが、この言葉だけは、まるでコタツの火種のように、心の奥から自分を暖める力となっているようだ。時流に迎合するだけの人生はつまらない。

同著の中で内村は述べる。「私たちの生かされたこの世界に、何かお礼を置いて逝きたいというのは清らかな欲望である。さて、何を遺すか。先ずカネがある。カネを卑しんではいけない。カネによって善い事業を起こせる。諸君、よろしくカネを作るべし。そこで、或る人々にはカネは作れないが、事業を遺すことができる。農業を興し、日本を緑あふれる楽園とせよ。だが、カネも事業も才能に恵まれなければ、文筆を以て精神を遺せる。今できぬ戦を将来に託せる」

こう説き及んだ末に、内村は結論する。「ではカネも、事業も、文筆も、いずれの才にも恵まれぬ場合はどうしたらよいか。ここに誰にもできて、他の誰にも真似できぬ最大の遺物がある。それは、諸君の生き方そのものである。置かれた時と所で、諸君の生きた軌跡が人々の励ましや慰めとなることである」

「不敬事件」で公職追放になった直後の内村は、同時代に「足尾鉱毒事件」の犠牲者救済に一生を費やした田中正造と同様、時の不条理に挑戦して止まなかった。日本人の感性がまだはつらつと生きていた時代である。一世紀を経て、しかもペシャワールという異郷の人々にさえ、鮮やかな共感を呼ぶ。戦時中は誤用されたが、これが真の「大和魂」というものであろう。ＰＭＳ病院にひるがえる日章旗は、法律で定めなくとも私たちが自発的に掲げたものである。

虫の声と音楽

日本に帰ってよかったと実感するものが少なくなってきたが、例外はある。私の隠れた趣味の一つは、柄に似合わず音楽鑑賞で、音には結構うるさい。小さいときから押し入れにあった戦前のレコード盤をくりかえし聴いていた。まだ蓄音機の時代、片面に四、五分程度しか録音されていないので、何度もひっくり返した。曲目は時局を反映して軍歌が多かったが、落語・講談・クラシックをよく聴いた。

父は頑固者で、「進駐軍は日本人を歌とスポーツで骨抜きにする」と固く信じており、ラジオでジャズなどが流れると怖い顔になり、プツリとスイッチを切った。しかし、クラシックだけは

「軽薄なアメリカ文化」という非難から逃れたので、音楽と縁がつながった。

その後、LPが登場、片面三十分以上の録音に驚き、再生機も電蓄からステレオになった。八四年にペシャワールに赴任するころには、CDの存在がささやかれていたが、LP盤とカセットテープで満足していたので、気にしなかった。九〇年に日本へ戻った時、レコードを買いに行くと、店員が「とっくの昔に店頭から消えました」とそっけない。無いものは仕方ない。CDに屈した。しかし、合点がいかない。確かに雑音がとれて音が奇麗にはなったが、何となく平板に聞こえる。人間の極限の可聴域が二〇ヘルツ―二〇キロヘルツ、理論的に聞こえない帯域の音をカットし、デジタル信号を処理して復元するから、いわば電話の声を加工したものだ。コンサートに行けば純音が聴けるが、咳ばらいも遠慮して行儀よく聴くのは窮屈である。音楽は人を楽しませるためにあるのだ。

そこで工夫を重ねて、最近ではまあまあ満足できるほどになった。しかし、夏と秋だけは、いかに手をかけた音響システムといえども、山の中のわが家では精彩を欠く。「自然界の音響」が機械を圧倒するのである。虫の声、鳥のさえずり、草木のざわめき、これらがスピーカーと競う。自然の恵む音楽はカネは要らないし、音質の方も超一級、特に秋の夜は圧巻である。大袈裟に言えば、自然の音の再発見である。

音楽職人

私が日本で住んでいる家は草と木に囲まれた田舎家で、二百年は経つという代物。虫の声、鳥のさえずり、草木のざわめき、これらが音楽そのものであることは述べた。

クサヒバリ、オカメコオロギ、エンマコオロギ、セスジツユムシ、キリギリス、スズムシ……と、夏秋の夜は彼らのオーケストラが始まる。中にはスピーカーから流れる弦楽器の音に合わせて鳴き始める虫もいる。昼間はセミや野鳥の声、風のそよぎが、耳に飛び込んでくる。

しかし、意外なことに、こちらの方が耳に心地よいし、音響的に完璧なのである。やれアナログだデジタルだ、それサンプリング周波数だ、ＤＶＤだというややこしいことを考えずに自然に楽しめる。当然のことで、そもそも自然音の模倣改造から音楽は出発し、尊敬するある学者などは、「シンフォニーは音の世界をも支配下に置く人為の極致だ」とまで喝破している。これは、なかなか説得力がある。

音楽愛好家にも様々あって、音響ルームの密室でガンガン聴く人から、日常の用事をしながらそこそこに楽しむ人まである。私の聴き方は子供のときから一貫している。音は良いに越したことはないが、自然かつ優雅でなければならぬ。「音楽は、どんな激情でも吐き気やめまいを催すような表現であってはならない。音楽は人の耳を汚すのではなく、慰める」（モーツァルト）という作曲家に密かに共感を寄せている。

バッハもモーツァルトも、いわば「音楽職人」で、元来貴族・僧職者を喜ばせるものを作って口を糊していた。従ってサービス精神があり、人を不安におとしいれたり、いたずらに激情をかきたてるものは作らなかった。決して閉ざされた個人の自己表白ではなかったはずだ。その証拠にロマン派以後の交響曲など、大抵は自然の虫の声と比べると騒々しい。音楽は「芸術」になってから聴き苦しくなったのではないか、と私は考えている。だが、この道ではずぶの素人なので、個人的な感想だと断っておく。

ペシャワールのホタル

私の少年時代の夢は一山を所有して、虫たちと暮らすことだった。これはわがファーブル先生の影響である。その後いろんなことがあって夢は実現せず、虫の観察はどれもこれも中途半端に終わって、モノにならなかった。虫は大好きだが、いまだド素人に近い。それでも興味だけは残っていて、自然が身近にある限り退屈しない。

ペシャワールでホタルを見たときの感激が忘れられない。ゲンジボタルの幼虫は清流に棲むから、あんな酷暑の沙漠にはいないと決めつけていた。赴任して五年後のある夏の夜、庭に出ていると、ハエのようなものが数匹、空中を漂うように舞っている。それが穏やかに点滅して光る。

ライトのせいだと思ったが、いかにもホタルらしく見えるので、これも一興、日本の思い出でも嗅ごうかと近寄り、どんな虫か見ようとした。ところが仰天、まさしくホタルではないか。

正確な同定はしていないが、おそらくヘイケボタルか、その近種である。日本の同種は泥水の中にもいて、幼虫は陸に棲む。おそらく庭に流れる排水溝で発生したものらしい。人間は見ようとするものだけしか見えない。その後気をつけていると、いるわいるわ、おかげで暑い夏夜の退屈しのぎが増えた。

日本でホタルが消えていったのは、一九六〇年代の前半。全昆虫たちがあっという間に日本から激減した。私が少年時代、夏の夜は電灯の下にいるだけで、さまざまな昆虫たちが家に飛んできた。虫たちの夜の饗宴は消灯まで続き、カナブンなどのコガネムシ類がブーンと音立てて電灯をめぐり、カンカンとぶつかる光景はご記憶の方も多いだろう。私は眠るのが惜しかった。当時は蚊帳《かや》をつって、窓を開けっ放しにして眠っていたから、今考えると治安も格段によかった。田植え、稲刈り、菜種の収穫時は数日休校、手伝いを学校が奨励した。農家の子は長く休みが貰えたので、羨ましかった。子供の家事手伝いが美徳、かつ日常だったころである。虫たちへの郷愁は、これらのおおらかな社会事情と分かちがたい。しかし、異国のホタルで日本を懐古するのは、いくぶんつらいものがある。

虫たちの挽歌

一九六〇年、日本は日米安保条約をめぐって国論が二分していた。私は中学二年生だったと思う。東京では国会議事堂が包囲され、警官隊と衝突した東大の女子学生が死亡した。同じ年、福岡県大牟田市では三井三池鉱で、空前の労働争議が展開した。

私は全くの政治音痴であるが、確かにあれが天王山であった。政治的な見解ではない。別の立場から日本の劇的な変貌を眺めていたのである。まず、菜種など農産物の自由化が始まり、一面の菜の花畑が消滅した。十字花科の植物を食べるシロチョウ科の蝶たちが壊滅的打撃を受けた。農薬でアメンボウ、ミズスマシ、ゲンゴロウ、ホタルなどの水棲昆虫が消えた。宅地造成と自然林の伐採で雑木の森がつぶされ、食草を奪われた虫たちが絶え、それを捕食するハチやクモなどの小動物が激減した。

そのころ、池田内閣の所得倍増計画を半信半疑で聞いた。その後の経過は確かにそのとおりになった。所得はその倍にも十倍にもなった。日本中にアスファルトの道路網がはりめぐらされ、マイカーが走り、山林がずたずたに切り裂かれた。牛や馬が消え、糞にたかるコガネムシ類がいなくなった。ファーブルの『昆虫記』に出てくるスカラベに形が似ている、ダイコクコガネに特別愛着があったが、この姿もなくなった。その一方で、「環境保全」と称して砂防ダムが次々と作られた。ダムを作ると土砂が海岸に堆積せず、自然の海岸線は後退する。そこで、ダムから土砂をとり、護岸工事や埋め立て工事をする。こんな茶番が、国を挙げて行われた。そして、大方の国民はこれを支持した。これが経済成長である。

自然を愛する者なら、快かろうはずがない。単に緑があって憩えるだけの公園は、活きていない。自然とは、すべての生物を共存させるダイナミックな生態系である。この無数の食物連鎖を目立たず支えているのが、これまた無数の昆虫たちである。「昆虫たちの挽歌は、いずれ人間たちの挽歌になる」と、ファーブル先生なら言うところであろう。

風土差と適応

所かわれば品かわる。風土性というものは確かにある。ペシャワールで暇つぶしに庭を歩くと、いろんな虫や動物たちに遭遇する。

まず、動物のスタイルが総じてスマートである。カラスもヤギも、ヒトもそうである。ヘビでも驚くほど細みで長い。私の専門は神経学だから頭が気になる。現地の人々の中で日本人を見ると、手足が短く頭が大きい。黄色人種の頭部を上から見ると円形だが、インド・アーリアン系は楕円形だ。屋上から人の頭を見ると、モンゴル系かアーリアン系かすぐ分かる。人種論を言うのは少しはばかるが、やはり多少違う。黄色人種は気が利いて器用だ。トルコ人の故郷はアフガニスタンの北、トルキスタンで、元々は黄色人種だ。カーペット職人、ブズカシという騎馬競技の騎手は、トルコマンである。

しかし、風土としか思えぬ場合も多い。アリは集団生活を営むが、何となくヒトに似ている。砂糖を少し地面の上に置いておくと、日本のアリ道は多少蛇行しても、ほぼ真っすぐに巣に近い方へ伸びてゆく。しかし、個々のアリはそう機敏ではない。ペシャワールでは、アリの動きが凄まじく速い。ノミかと見違うほど、敏速に動く。しかし、まるで協調性がない。大きな虫の死骸などは、日本のアリなら皆で担いで巣へ近づけるが、現地のアリは互いに引っ張り合って、ちっとも前進しない。最終的には個々のアリが引きちぎってめいめいが持ち去る。アリ道はやたらに支線や蛇行が多い。

軒先のスズメもそうで、いつも口を開けている。巣の作り方は粗雑で、小枝やワラをバサバサと置いて、あっと言う間に仕上げる。もっとも嵐のような突風が時々吹き荒れるから、いちいち丁寧に作っていると間尺に合わないし、粗めでないと暑い。粗雑さも適応形態のひとつなのだ。緻密な人にはいらいらする風土だが、どこか一本か二本抜けてないと生きてゆけない。三本か四本抜けている自分のような者には住みやすい。

やさしさ

ペシャワールの犬はかわいそうだ。子供たちは犬と見ると、小石を投げる。野良犬はやせ細って、おどおどしている。子供はどこでも案外残虐なもので、自分たちの少年時代を振り返っても、我ながらぞっとすることをした。

ナメクジに塩をかけて溶けるのを楽しむ、虫の羽や足をちぎって動き方を見る、小さな虫をわざとクモの巣にかけて襲われる所を観察する、こんなことは日常だった。もちろん、見つかると「無用な殺生だ」とこっぴどく叱られた。友達によっては、ザリガニとりの餌にカエルを捕らえ、皮を剥ぐのを無上の楽しみにしている子もいた。しかし、今思えば、こうして私たちは体で自然にふれ、「殺生」の意味を理解したのではないかと、最近考えている。おそらく小児の残虐さは、自然と生命への愛着の第一歩である。

昔、ある友人が、親のいいつけで、せっかく取ったチョウやセミを放させられていた。「どうして?」と尋ねると、かわいそうだからと言う。私の昆虫採集は悪趣味だとまで言われた。小動物へのいたわりだろうが、釈然としない。既に羽の破れたチョウは、やすやすと他の動物の餌食になるし、狭いカゴの中で暴れまわったセミは、まともに飛べない。地上に置けばカマキリ、アリの大群、クモ、トカゲたちが襲いかかる。果たしてこれが自然への優しい配慮なのか。これは小さい時から大人に対する疑問であった。

その後、この「やさしさ」は社会的な風潮となった。残酷な表現を子供の世界から奪い取り、童話の筋まで書きかえる。差別をなくすと称して、人を罵倒する言葉を禁止する。チャンバラは廃れ、ケンカも少なくなった。大人の世界では、差別語摘発が始まり、自然保護、動物愛護が叫ばれた。

私はこんな「やさしさ」を疑っている。案の定、こんなことで人間の野蛮がコントロールできぬことは、最近の少年犯罪が雄弁に語っている。いじめもそうである。目先のやさしさで満足させ、自然とのふれあいが減って、感性が退化したせいだろう。

日本のテキストに絶句

一九八三年、私はペシャワール赴任に先立って「熱帯医学」を修めるため、英国リバプールの熱帯医学校に学んだ。

学校では、世界各地からつわものが集まり、彼らとの交流も、その後の働きに大いに役立った。膨大な詰めこみ学習は医学生時代以上で、閉口した。だが、多様な科目の中で、医動物（病気を媒介する昆虫などの節足動物）は、昆虫採集の経験が役立った。寄生虫の方は、かつて日本でも親しいものが多かったので、欧米人の医師よりは苦にならなかった。

寄生虫病学の教授は六十歳半ばの英国紳士、ビルマ（現ミャンマー）戦線で日本軍との戦争に従軍、そのとき以来熱帯医学の道に入ったという。私が日本人だと知り、親しげに話しかけてきた。「日本人は学校が始まって以来、君が二人目だ」という。

「いや実は、君を香港かシンガポール出身だと思っていた」と述べ、懐かしそうにビルマの思い出を語った。イラワジ川を挟んで日本軍と対峙、日本兵の勇敢さに畏敬の念を抱いた。「だが、投降を拒んだのが理解できなかった。『最後の一兵まで』というのは大抵レトリックだが、文字通り戦ったのは、英国の戦史上、アフリカのズールー族と日本兵だけだ」という。

教授の最大の疑問は、日本人が何故はるかリバプールまで学びに来るかだった。私が「日本で熱帯病の臨床を学ぶ施設が皆無だ」と伝えると、「それはおかしい。あのとき日本も我々以上に熱帯病に苦しめられたはずだ」といぶかる。そして、これを見てくれと、図版入りの寄生虫病学書を突きつけた。

これが何と、戦前の日本語の本を英訳したもの。座右の書だという。私もまた絶句、教授と同じ疑問をいだいた。学問の分野だけでなく、住血吸虫症の根絶モデルなどは一九三〇年代に日本で完成、世界各地で踏襲されている。誇りにしてよいのか、恥なのか分からない。おそらく、日本の閉鎖性だろう。自国で問題が去れば、重視しないのである。国際貢献・国際化ブームが程なく日本で起きたが、何だか眉唾のようで仕方なかった。

ハンセン病

わがＰＭＳ（ペシャワール会医療サービス）の主な活動のひとつは、パキスタン北西辺境州でのハンセン病診療を担うことである。若い人のために若干説明しておこう。かつて「らい病」と呼ばれ、現在ハンセン病と称されるこの病気は、らい菌という細菌（抗酸菌の一種で、結核菌の仲間）によって起こされる。現在日本の患者は約五千人、それもほとんど高齢者である。だが、世界には三百五十万人の菌陽性者（ＷＨＯ調べ）がいて、地域によっては拡大する傾向にある。

結核菌はよく知られているので、これと比べて述べると解りやすい。らい菌は増殖速度がたいへん遅いこと、低温で発育することが主な相違である。細菌学的には、スローモーで涼しい所が好きなだけだ。だが、ヒト社会では、これが決定的な意味をもつ。すなわち、じわりじわりと低温部分＝体の表面から蝕《むしば》んでゆく。皮膚が侵され、末梢神経マヒからくる障害で四肢を失い、失明する。その苦痛は徐々に崩れてゆく肉体に耐えながら生き続けることであった。当の患者には失礼をお許しいただきたいが、外貌も悪くなる。そこで「あのような病気にかかりたくない」という集団的な恐怖心が、古代から強固な偏見を作りあげた。そのため、隔離収容が最近まで疑問視されずに、行われたのだ。

ハンセン病だけでなく、「感染症」という概念は、たかだかこの一世紀の間にできた。パスツールやコッホが病原菌の存在を証明したのは、十九世紀も後半のことである。それまで病気全般が、祟《たた》り、悪い風、天候などのせいだと信じられていた。ハンセン病者への偏見は、二千年以上の迷信と不可分であった。奇妙なことは、科学の進歩が迷信を払拭せず、「感染」という科学的根拠による魔女狩りを生んだことだ。あまり知られていないが、隔離をはじめとする無慈悲な迫害は、実は近代以後のことなのである。科学信仰は新たな迷信の素材を提供しただけで、人間の性質は変わらなかった。病者に対する偏見の、原初的見本をハンセン病に見いだせる。

偏見の起源

近代科学以前、ハンセン病も天罰や悪霊のせいだとされた。「うつる」という言葉自身が、その面影を留めている。文字通り病気が「うつった」のであり、病原菌が感染したのではなかった。うつる病因は精神的、道徳的なもので、日本の場合、らい者に施しをしないとうつると信じられた。光明皇后が憐みをかけ、その全身の膿を吸い取ると、患者が突然、菩薩の姿を現し、その善行をほめたという言い伝えもある。そこには単なる差別でなく、畏怖があった。

一世代前までの偏見は、実は、明治時代に強化され、無慈悲になったものだ。日本は舶来ものに弱い。四年前に廃止された「らい予防法」の基礎になる法は、一九〇七年、日露戦争直後に作られたが、このいきさつも外圧による。当時超大国であった英国大使館の前で一人のハンセン病患者が行き倒れになった。「貴国は一等国になったと言いながら、らい者を野放しにするのか」という英国大使の強硬な抗議で、政府が動いた。

今でこそ細菌の存在を当然と皆信じているが、欧米でさえ病原菌の発見は十九世紀末の出来事である。一九〇七年ごろは、近代医学の最先端に細菌学があった。しかも、相手は今を時めく英国とあっては、十分な説得力をもって受け入れられた。隔離収容対策は「先進国」のとるべき当然の道だったのである。

他方、国民教育の浸透で、祟《たたり》だの、天刑だのが迷信だと否定されて人道的になったかと言えば、案外そうでなかった。迫害しても祟らないことが明らかになっただけである。お上が率先して患者狩りを行い、人々が収容に協力したというのが実相だ。対策は内務省の管轄下で、疾病としてだけではなく治安問題とみなされた。後に非難された隔離収容は、他ならぬ欧米諸国から輸入されたものだ。患者は行き場をさらに失った。これが日本の近代化の一端である。鹿鳴館では民の顰蹙《ひんしゅく》を買ったが、いじめでは官民協力した。

沖縄サミットを見ると、鹿鳴館時代を彷彿させる。その陰で「次なるいけにえは誰か」と思えば、何やら薄ら寒くなる。

ハンセン病のルーツ

最新の研究によると、ハンセン病のルーツはインド亜大陸・西北部で、元来は局地的な風土病だったらしい。エジプトのミイラに実証されるハンセン病は、アレキサンダー大王の東征、インド攻略（前三二六年）以後で、感染したマケドニア兵が地中海世界にもたらしたと言われている。大王が侵入したのは、現在のパキスタン北部。ペシャワールは「プルシャプラ（蓮の花の都）」と呼ばれ、当時から大都市として繁栄していたという。

東方へは、中国から朝鮮半島をへて、日本に伝播したらしい。仏教など、中国・朝鮮の文物とともにやってきた。先に述べた光明皇后の登場する天平時代（八世紀）には、かなりゆき渡っていたらしい。

こうしてみると、現在のペシャワールやアフガニスタンから、世界中へ広がったのは本当のようである。なにしろこの一帯は、当時の世界貿易の一大中心のひとつであった。もちろんアレキサンダーひとりが西方への感染を担ったのではなく、おそらく戦争を含めた人とモノの交流拡大が、本病を広めた。

ハンセン病拡大の歴史は、人間の欲望の歴史である。ローマを滅亡させたゲルマン諸部族がヨーロッパ内陸へ病を運び、北アフリカから大陸内部にはイスラム商人たちが道を開けた。南米大陸には、十六世紀以後、ポルトガル、オランダ、フランス、英国船団による大規模な奴隷貿易によってアフリカから持ち込まれた。その奴隷の数、二千万—三千万人以上というから、大変なものである。今でこそ「人権」を叫んでいるが、ヒトほど野蛮な生物はなかろう。

脱線したが、私がペシャワールでハンセン病治療に従事しているのは、不思議なご縁である。らい菌も何も好んで極東の小島に来たわけではなかろうに……。私も好き好んで彼らの故郷まで乗り込んで、らい菌退治をしているわけでもない。顕微鏡を覗くと、深紅に染まる美しい菌に、いとおしささえ感じる。彼らがホントに二千年来の人類の仇敵だろうか。事情が分かれば分かるほど、ハンセン病問題は人災なのである。

阿片《アヘン》

パキスタンにおける阿片《アヘン》の流行は一九八〇年頃から始まった。一時は深刻な社会問題となった。国民の数パーセントが阿片耽溺《たんでき》者というから、大変なものである。その直前、アフガニスタンではソ連軍の侵攻でアフガン戦争が始まり、パキスタンでは軍事政権下で禁酒政策が徹底された。ケシ栽培はパキスタン北部とアフガニスタンで普通にあったが、それまで阿片は辺境で鎮痛剤に使われる程度で、主に輸出用だったらしい。

ペシャワールはこの阿片供給ルートの要である。郊外のバザールで堂々と販売していたし、初めのころ、さほど高価でなかったから、庶民のお手軽な社会逃避の手段となった。アフガニスタンではソ連兵の間で流行し、ゲリラたちが石油や弾薬を阿片と交換する例は普通であった。いずれにしても、良いことではない。欧米諸国でもまた、麻薬は深刻な社会問題で、供給源の壊滅にやっきとなった。

しかし、ケシを作る農民側にも、何分かの理はある。麻薬栽培の拡大は、現金生活の浸透と切っても切り離せない。わがPMSの五つの診療所はおおむね国家の目が行き届かぬ辺境にあり、例にもれず、一時盛んにケシ栽培が行われた。小麦の代わりに作付けすると、数十倍の収入が得られる。そこで、農民がケシ栽培で多額の収入を得、町のバザールで穀物を買うという珍現象さえ現出した。大声では言えないが、ダラエ・ヌール渓谷に診療所を作るころ、ケシの収穫期には職員たちも手伝って、農民と親交を深めたことがあった。

麻薬撲滅が世界的な課題とされた一九九一年、畑のケシを刈り取ると国連が報償金を出した。この噂が広まると、何とケシ畑は至るところで急増した。報償金目当てにわざわざ小麦畑をつぶしてケシを植えたのである。これは豊かな農村地帯で多く、完全に自給自足の村では見られなかった。当たり前だが、そんなことをすると自給自足できなくなる。ケシ栽培はカネ社会の浸透、つまりカネの多寡《たか》が生活の豊かさを決定する、世界的な趨勢《すうせい》と不可分である。根は想像以上に深い。

教育という迷信

アフガニスタンの山岳地「秘境」ヌーリスタンのワマ地方にも、わがＰＭＳ（ペシャワール会医療サービス）の診療所がある。高度二五〇〇メートル、外国人はほとんど入らない。人々は敬虔なイスラム教徒で、一日はアザーン（コーランの読誦）で始まり、アザーンで終わる。質素な生活で、女性は農作業や家事に追われ、男たちは林業や放牧で険しい山間の緑地を点々とする。水汲み、薪拾いは子供の仕事だ。学校はモスクが請け負い、野外で行われる。紙は貴重品だから、石板にチョークでメモを取る。

一時の訪問者は住民の生活、その質素な様にショックを受ける。ある報告書によると、「文化的・

経済的にあまりに貧困。殊に子供は教育も満足に受けられず、労働に従事している」という。そこで「対策を」と、学校施設の充実が叫ばれ、貧しく哀れな子供に救いの手をのべる運動が澎湃《ほうはい》と起きる。これは先進国向けに説得力があり、ODA（政府開発援助）でもNGO（非政府組織）でも「教育！」と呪文を唱えると摩訶不思議、同情と支援が集まる。

だが、もういい加減にしてほしいと思っている。字の書けない難民の子供に鉛筆が配られる。やがて家畜小屋になる白亜の校舎が惜しみなく建設される。土建屋と政治屋は喜ぶだろうが、どうも教育援助の結末は、うさん臭いのだ。

教育の必要性も、時と場合による。広く世界と人間を知る知識は大切だが、教育の目的が生活の手段ならば、家事労働で農耕・牧畜の技術が身につく。道徳教育ならコーランの暗唱で善悪の分別を厳しく教えられる。また、家事労働は家族の精神的な絆を強め、他人との協力を学ぶ機会を提供する。私たちの考える教育は、都市生活向けのもので、いわゆる教育の浸透するところ、若者は長老の迷信と陋習《ろうしゅう》を笑い、都市に流入する。農村は荒廃してゆく。第一、私たち自身が学校教育に問題をかかえているのに、人さまの教育など言える柄でもなかろう。かしましい教育必要論をよそに、今日も牛たちが空《から》の校舎でのどかに鳴き、子供たちは笑顔でかけまわる。

識字率の神話

文化とは何だろうか。と考えたのは、ヒンズークッシュの山中を羊飼いに連れ添って単身歩いていた時だ。ある村で日が暮れ、一夜の宿を請うた。どこの村にもゲストルームがあって、旅人を快く泊める。だが日本人など初めてで、私を見ようと、まるで縁日の夜店のように人が集まってきた。その時私は高価なニコンのカメラを持っていたので、ふと不安になった。この住民たちが自分を殺して持ち物を売りさばいて山分けしても、誰も分からない。わずかの間だったが不安に駆られて、見守っていたところ、お茶が配られ、誰かが石油缶の底を叩いて調子をとり、踊りが始まった。そのうち一団が輪を作って座り、即興詩を吟じ合って、歌会が催された。客人の歓待と自分たちの娯楽を兼ねるというわけだ。私は村人の好意に対して恥じ入った。

貧しい自給自足の山中の村で、村長がラジオを一台持っているだけ。いったい娯楽というものがあるのかと怪しんでいたが、人は楽しみをどこでも工夫する。玩具がなくても、子供が遊びを見つけるのと同じだ。アフガニスタン、パキスタンには無数の詩人がいて、一部の作品は口から口へ伝承される。少し気の利いたものなら、即興詩をすらすらと作る。さしずめ日本の俳句や和歌に相当する。ペルシャ語もあるが、地元の母語はパシュトゥ語で、まだ書き言葉が完全には確立していない。私たちの病院に勤務する医師でもパシュトゥ人なら、掛け合いの詩で楽しみ合う。

驚くことに、字の書けない有名な詩人もいて、相応しい尊敬を集めている。読み書きができないのを恥じることなく、軽蔑することもない。字が読めると自称する者でさえ、ペルシャ語の証文などが扱えるだけである。先進国には識字率を文化的基準に考える向きがあるが、これは見識を欠く初歩的な誤りである。なまじ「教育」を授けて悪知恵を育てない方がよい。

パソコン狂時代

今、世界ではひとつの妖怪が徘徊《はいかい》している。パソコン、インターネットという妖怪が。便利この上ないというので、小生も乗せられてプロバイダーに加入した。確かに、カラフルな画像や音声も送られるし、書類や原稿の整理、情報の引き出しが以前と比較できぬほど速やかになった。遠いペシャワールから日本との距離がぐっと短縮したように思えた。機械音痴の私も「転向」して、しぶしぶながらその効用を認めざるを得なかった。

ところが、何だか多忙になっただけで、実際の仕事は思ったより進まない。多彩な情報で目移りがし、これといった自信のある決断がつかない。これもある、あれもある。そこで、何々のソフトで情報を効率よく捌《さば》けるというので、またそのソフトを買う。そのうち、やれ何ギガバイトだ、ペンティアムⅡだ、Ⅲだ。ウインドウズだ、マッキントッシュだ。数カ月ごとにモデルチェンジ、大枚をはたいて買ったものが帰国すれば二束三文。新種ウイルスが次々と出て、またその対策ソフト。ついになけなしの小遣いはパソコンに消え、気がつけば、肝心の仕事がちっとも進まず、伝達方法や機械操作に血道をあげている。

さらに、ペシャワールでは停電が多く、報告や原稿に関する限り、手書きの方が速い。予期せぬ停電、へまな誤操作で、コンピューター入力したものが一瞬にして消滅と言うのでは、元も子もない。インターネットでも、本当に重要な情報と、どうでもいいものと区別が分からない。プロバイダーからの知らせとか、おしゃべり代わりの通信とか、どうでもよいことがあまりに多いのであまり開かない。開くと要らぬ用事が増える。伝達技術の発達の割に中身がないのだ。

現地は対照的だ。ジープや馬にゆられて何日もかかる診療所から苦労して届けられる連絡は、絶対に無視しない。「情報」の重みが自ずと違うのである。

タリバンの「健全」

キリスト教徒である私がイスラム原理主義の急先鋒、タリバンに一種の同情を寄せているのは奇妙だが、これには訳がある。

八年前の一九九一年十一月、ソビエト連邦が崩壊した。一つの時代の終焉である。数千万人を犠牲にしてなった「社会主義世界」の誕生が、多くの人たちを引き付けたのはそう遠い昔ではなかった。『世界を揺るがせた十日間』は超ロングセラーだったし、ロマン・ロランをはじめ、多くの知識人たちが夢を託した。私の父なども「革命」の報を聞いてじっとしておれず、上京したのだそうである。一九一七年からちょうど四分の三世紀、うたかたの希望を人類に与えた影響力は無視できない。

それに、「資本主義崩壊の歴史的必然性」、つまり「働かずしてカネがカネを生む、金融支配のカネ社会がいずれ崩れ去る」という考えは、今でも説得力を失ったわけではない。問題は崩れた後どうなるかで、希望的空想が猛威をふるったことだ。架空の空想にすがるのが、悪い意味の宗教である。そこで、共産主義は狂信的な宗教となった。理想郷実現のためなら、殺人でも謀略でも正当化された。他宗派を撲滅する運動で無用な敵を作った。宗派間の争い、魔女狩りの犠牲者は数知れない。

見てきたようにロシア革命を語るのは、アフガン戦争の光景がまぶたに浮かぶからだ。共産政権下のアフガニスタンでは、一九七八年以来、度を超えたイスラム教迫害が行われた。同時に、共産政権内部で「人民派」と「戦旗派」が死闘を演じた。一方、イスラム主義を掲げる反政府党内部も、すさまじい内ゲバが続き、しまいにはゲリラ組織が敵政府の分派と内通、共闘する珍事さえ見られた。さらに米国を筆頭とする「民主主義勢力」の武器援助は、かつてのロシア革命時の白軍支援と同じく、大混乱を演出した。

九六年、政権についたタリバン勢力の成功は、これらの混乱と二百万人の犠牲に対する反感を背景とするものであった。何でも昔にかえせばよいというわけではないが、伝統社会の常識を基盤にするという点で、タリバンはより「健全さ」を保っていると思っている。

他人の偏見

「鉄の女」と言われた元英国首相・サッチャー女史は、一九九一年十一月、ソ連が崩壊した時、奇妙な発言をした。「共産主義が倒れた今、次の敵はイスラム世界になる」

当時、イスラム過激派の国際テロが盛んで、「さもありなん」との程度で理解されたが、ペシャワールから見ると、意味深長である。イスラム世界は、今でこそテロの巣窟、野蛮の見本のように疑う向きがあるが、十世紀前後には、西アジアや北アフリカはもちろん、東欧とイベリア半島を席巻する一大文化勢力であった。そのころヨーロッパは、ゲルマン諸族の定着で中世封建社会の形成期にあった。イスラム文化の興隆したころ、現在の西欧は、いわば蛮族の巣窟だと思われたに違いない。

我々が現在「ヨーロッパ」と呼ぶ同一性は、ローマ法王を頂点とするキリスト教が異教の神々をとりこみ、社会生活に宗教的規範を徹底させ、外に向かっては「教敵・イスラム」と対決しながら確立されたものである。これが本当にキリスト教かどうかの議論はさておき、ともかく現在の「西欧世界」は、その形成において反イスラムを根っこから引きずっている。その保守的思想は十字軍の面影が常につきまとう。宗教撲滅を掲げる共産主義に対抗する精神的ルーツも、十字軍である。九一年三月に始まる旧ユーゴスラビアの崩壊過程で、スロベニア・クロアチア独立にバチカンの支持があったことは良く知られている。西欧諸国が武器流入を事実上黙認したのが、内戦の始まりだった。

奇妙なのは、日本までこのイスラム観が浸透していることだ。湾岸戦争に際して、九十億ドルを拠出して参戦したのに、国民の多くが疑問を持たなかった。「欧州情勢は奇々怪々」と言って辞めた昔の政治家の方が、もっと健全な感覚を持っていたように思える。「知るを知る、知らざるを知らずとなせ。これ知るなり」である。かつて和魂洋才と言ったが、今や疑似洋魂、他人の偏見までわがものとするのは合点がゆかない。

二十世紀最悪の旱魃

先にアフガニスタンの大旱魃《かんばつ》について触れた。飲料水欠乏による赤痢などでバタバタと犠牲者が出るのを見て、あわて始めたのが二〇〇〇年六月。その後、家畜が全滅に近いという報告や、耕作ができぬ農民たちの移動が大規模に始まっていることを知った。事態が容易でないと見た私たちが、ダラエ・ヌール診療所周辺で井戸の試掘を始めたのは七月初旬である。

これだけでも重大だから、七月九日、呼びかけと同時に、ペシャワール会事務局が独自に正確な情報を集め始めた。膨大な被災情報を整理した事務局員自身が驚き、戦慄すべき事実を明らかにした。旱魃はアフガニスタン全土にわたり、被災者一千二百万人、四百万人が飢餓に直面、既に村を放棄して流民化したもの多数、パキスタンに逃れたものが九千家族を超える。特に一千万頭の家畜の死滅によって、数十万の遊牧民が生活の場を失った。アフガニスタンだけで、かつてのエチオピア大飢饉に相当する。

これだけではない。イラン・イラク北部、パキスタン西部、タジキスタン、モンゴル、インド北部と、ユーラシア中央部全域を席巻する未曾有の大災害が進行している。WHO（世界保健機関）が既に六月段階で、被災者六千万人と注意を喚起しながら、微々たる動きしかなかったのは何故か。情報の洪水は、思わぬ密室を作り上げている。しかも欧米諸国が動かねば日本は動かない。

八月初旬、パキスタン北端のわが診療所の近くで氷河が崩落、被災者が出た。世界の屋根、カラコルム・ヒンズークッシュ山脈全体に異変が起きているのだ。折しもサミット騒ぎでうかれる日本を横目に、現地では必死の水確保の戦いが続いていた。この間、七つの井戸、六つの灌漑用水の復旧に成功して試掘段階を完了、間もなく東部アフガニスタン一帯に組織的な大作戦を展開する。住民を総動員、東部一帯数十万人に対し、三百の飲料水源を短期に確保する。特に誰もやらぬ地域を対象とする。国際貢献論から世紀末論まで、御託はもう結構。ただ実行あるのみ。日本の良心に期待する。

親日

ペシャワールの人々は日本人に親しみを持っている。アフガニスタン、パキスタン全体が日本びいきでこのため私たちペシャワール会の活動がどれだけやりやすかったか、計り知れない。当のアフガン人さえ行けぬ地域で活動できたのも、行政筋が許可を与えるのも、JAPANという名を背負っていたからである。現地では、ちょうど日本人がスイスに憧れるように「美しい平和な国」というイメージがあると同時に、「唯一西欧列強に伍すアジアの雄」という尊敬があったようである。後者の思い入れは特に旧世代で強く、軍人の間で日本はアイドルだという。実際、日本について、日露戦争、太平洋戦争、ヒロシマ・ナガサキなら、誰でも知っている。

これには歴史的な背景がある。二世紀にわたる英国の統治は、ヤワなものでなかったらしい。歴史書をひもとくと、インド亜大陸の植民地支配は、日本人の理解を超える苛斂誅求《かれんちゅうきゅう》だったようである。明治維新後、日本もその真似をしたが、規模と残虐さにおいて到底及ぶところではない。ペシャワールは、英国支配に対する頑強な反骨が存在したところで、今でも人々の間では「アングレーズ（英国人）」が敵の代名詞になっている。パシュトゥ語で、「ロンドンに行け」が「死ね」という意味で使われる。

敵の敵は友というわけで、受けが良いこともあろう。十六年前赴任したとき、太平洋戦争中に英印軍の下士官として従軍した者も、まだ現地社会の中堅に少なからずいた。中にはチャンドラボースの率いる印度国民軍に入り、ビルマ戦線で日本兵と行動を共にした者もある。「日本人はまれにみる優秀な戦士だ」というのが共通の認識である。無秩序な現地社会では、日本の秩序と勇気が称賛の的であることは確かだ。今はこれらも過去の歴史となったが、いずれにしても、我々の現地活動がご先祖さまの働きのうえにあることは否応のない事実である。

同文同種

日本に対するパキスタンのイメージは一般に良いが、正確な知識はあまりない。山の中で或る青年から、「日本に行きたいが、歩いて何日かかりますか」と真剣に質問されて驚いた。日本は中国の近くと聞いた。中国ならチトラールから数日も歩けば着く。そこから日本に入る――この程度の地理感覚だ。オランダの近くという説もある。ひどいものでは「米国の一州だ」という。外交方針を見れば是非もないが、こればかりは傷つく。

パキスタン最北端、ヤルクン河上流のラシュト村に診療所を計画したころ、道路事情で苦心惨憺した。ちょうど、道路工事が中国の援助で始まったばかりだった。ある時、巨大な落石が道を塞《ふさ》ぎ、ジープが前に進めなくなった。待つこと半日、車両の渋滞で人々がしびれを切らし、監督官に詰め寄ったが、言葉が分からず埒《らち》があかない。そこで私が「中国人に似ている」というだけで勝手に代表にされ、交渉に当たらされた。

監督官もまた、私を中国人だと思って話しかけてきた。こちらは中国語を知らぬ。相手に英語が通じない。窮して筆談を試みた。「吾、日本人也。医を以て此地の人民に資さんと欲す。急を要すれど、巨岩通行を阻む。請う、此を速かに爆砕除去せよ。而して汝、人民の協和と感謝を得ん」。我ながら甚だ怪しげな漢文だが、監督官は笑顔で返事を書いた。略字ではなかった。「此地の百姓《ひゃくせい》（人々）爆破を喜ばず、此を破砕すれば落石忽ち民家に害を與《あた》う。而れば百姓、暴を以て報いん」

意味が通じた！　私はもう感激、調子に乗ってさらに書いた。「抑《そもそも》、道路は民を益するにあり。憂慮する勿れ。吾、此地の言語を解す。即刻崖下に赴き、百姓を説諭せんと欲す。爆砕は可なり。謝々」と書くと、うなずいてテントに戻った。

皆に説明すると、誰かがすぐに道路下の農民を説得、退避させた。三十分後に轟音とともに巨石が粉砕され、道路が開通した。感謝されたが、それより筆談が通じたことの方が嬉しく、あらためて中国文化に尊敬と親しみを覚えた。この時以来、中国人に間違われても、「日本人だ」とむきに主張しない。少なくとも「米国の一州」と思われる屈辱感がない。

心気症

私が日本に戻って現地のことを述べても、ピンとくる者が少ない。一九九五年、日本は病原性大腸菌騒ぎの渦の中、「いったい何千人死亡したのか」とある医師に尋ねて、不快に思われたことがある。いわく、「君は大勢の現地の人々の死に比べれば、少数者の犠牲など取るに足らぬと言いたいのだろうが、人の命の大切さは数で測れるものではない」

別に私に他意があったわけではなく、本当にたくさんの死者が出たと思って尋ねたのである。少数なら死んでも構わないと考えたことはない。ただアフガニスタン東部でマラリアが大流行した九三年、死亡者は推定数千の単位だったし、八八年のパキスタンの混乱期、カラチの市街戦では数万の単位で犠牲者が出た。昨年（一九九九年）、病院近辺の村でコレラが流行した時、わずか三日の間に五十名以上の子供が落命した。アフガン戦争中の、さらに壮絶な光景は頭の中に焼きついて離れない。累々たる屍という言葉を戦時中の人ならば、現実感をもって想起できるだろう。

日本では、死が巧妙に隠されているだけ、現実に直面すると恐怖心のみがいたずらに膨らんでしまう。私は職業柄、多くの人々の死にざまを見てきた。特にペシャワールに赴任してからはそうであった。人間の死が平等かと言えば、そうでもない。この十数年間、日本で現れてきた顕著な傾向がある。医師が「心気症」と呼ぶ、病気への不安が蔓延し始めたことだ。病の不安は死の不安である。人工的な死は、人工的な生と隣り合っている。母性や親子の情という人間の自然が置き去られ、「自分の身は針でつつかれても飛び上がるが、他人の体は槍で突いても平気」という人々が急増している。

ここに奇妙な逆説がある。残念ながら、戦争や飢餓にたえずさらされる人々の方が、物怖《お》じせず、肝が据わっている。かつ、楽天的でもある。死が身近にあるからなのだろう。

長寿

パキスタンの北部、フンザは昔から長寿で有名な所である。これは水のせいだとか、程よい粗食のせいだとか、諸説があって興味をそそる。このての話は昔からあり、一時はカフカス（英語名コーカサス）地方が話題となった。ヨーグルトのおかげとされ、乳製品の売れ行きに一役買った。フンザの場合、自然が雄大である。何となく気分もゆったりして、都会の生活がせせこましく感じられる。しかし、長寿は疑わしいと私は思っている。

自分の年齢を誰も正確に言えないのだ。私の運転手はアフガン人で、もう十六年働いている。信頼性のある記録を見ると、私よりも三歳若かった。私が三十七歳で赴任した時、彼は三十五歳だと言っていた。それが数年続いてから突然四十歳と言い出し、それからまた数年刻みに五歳ずつ年を取り、二年前から長いあごひげを生やしてからは、六十歳だと主張している。本当は五十歳のはずだ。もっとも、断定的には述べず、「だいたい六十歳くらい」と表現する。自分の年齢の認識はおおよそ、こんなものだ。

そうこうするうちに、最近私も年齢が正確に言えなくなってきた。「人生半ばを過ぎて、まともに働けるのは今のうちだ」という漠然とした感覚があるだけで、五十歳でも、五十五歳でも、どうでもよいのである。若く見せたいときは五十歳だと言い、少し年に見せたいときは五十五歳で通す。慣れると、こっちの方が楽なのだ。

家内は私より七つ若いはずだから、逆算して四十三歳か四十八歳かのいずれかになる。しかし、この違いは日本女性には大変な開きのようで、喜ばれたり叱られたりする。それで、最近は日本では五十歳説、現地では五十五歳説を採用している。しかし、正確な年齢からすれば、本当の長寿国は日本。なにしろ、医療福祉がものすごい。現地では高嶺の花の治療を惜しみなく受けられる。貧しい現地からすればうらやましい限りだが、案外、国民自身はそれほど幸せだと思ってない。ロージン問題、ロージン問題と言って、何かしら不幸の影に脅えているようで、不思議である。

不老不死の国

世界一の長寿国・日本で、なぜ皆が幸せな気分になれないか、その答えはスウィフトが二百五十年前に『ガリバー旅行記』に語らしめている。医師でもあるガリバーは、不死の人が生まれる国にゆき、興奮してぜひ自分もあやかりたいと願う。すると、住民は不思議そうに、「なぜ、死なないことがいいのか」という。ガリバーは、不死のすばらしさを語る。知識と知恵の無尽蔵の蓄積。歴史の生き証人。そしてこれら不死の人々の指導下で、徳に満ちた理想社会を築けると考える。

だが、ガリバーの夢は破れる。年齢を重ねても徳の高い人間になるとはかぎらない。不死の運命の人々は、普通に死ねることをうらやみ、悶々と生きている。死という時間の制限を意識してこそ、人は幸せと生きがいを持つことができることを悟る。

日本でいわゆる「老人問題」を聞く度に憂鬱になる。話があまりに暗いのだ。年金は、老後の保障は、面倒は誰が見る、寝たきりになったら、と不安ばかりが語られる。これに加えて、世の中あげて「ロージン、ロージン」と合唱すれば、よけいに元気が出ない。保険屋、薬品会社、医療産業の中には、ロージンにつけこんで一儲けたくらむ企業もある。土地転がしが難しくなったので、ロージン転がしだ。付加価値をつけてカネを生む卵にすることは、利に聡《さと》い者のやることだが、ものがものだけに、バチが当たる。年寄りが必死で働いてきたからこそ、現在の繁栄があるのだ。

お年寄りたちは、つい最近まで、かくしゃくたる矜持《きょうじ》を持って生きていた。「日本がどげんなるか心配じゃ。若いもんばかりに任せておれん」とは、父の口癖であったと記憶している。「年を取ったら怖いものなしたい。矢でも鉄砲でも持って来い。先がないから、俺は今のうちに言いたいことを言うとく」と、酒をあびては語っていた。私は昔から逃げ足が遅く、酒の肴の説教をたっぷり聞かされたものである。その通り、父は言いたいことを言って七十六歳で死んだが、元気のよかったのは「先がない」せいだったと思う。

大人の国・小人の国

ガリバーの作者、スウィフトの慧眼《けいがん》のひとつは、人間を縮小したり拡大したりしてどう見えるかという、奇想天外な世界を見せたことである。有名な小人の国・大人の国の話は決して単なるお伽噺《とぎばなし》ではない。

人間の感じるストレスは恐らく一定している。自分が大きくなれば周りが小さく見えるし、逆に小さくなれば大きく見える。ブランドものの服が買ってもらえずに落ち込む少女、わずかの頭痛を脳梗塞ではないかと不安がる主婦、弱い者いじめを楽しむ学生、大学へ、大学へと草木もなびき、成績の上下に一喜一憂する学生たち、差別語、不快語に目をつりあげる人々、これは何れも、こびとの世界である。日本はさしずめ、リリパット国ということになる。長い間の温室育ちでそうなったらしい。小人は「こびと」を表すと同時に「ショウジン」とも読み、中国の古典では「人間の悪い見本」という意味である。逆に大人は「おおびと」で、タイジンとも読み、気持ちの大きな立派な人を指す。

そう思って身の回りを見れば納得がゆく。国の指導者たちからして、サミット、サミットと大騒ぎ、国連の常任理事国入りを悲願するのは、一国家としての誇りも捨てた卑屈な根性と言わねばならぬ。せっかく法律で定めた日章旗も泣く。もともと国連なる組織は、戦勝国によって作られたものだ。日本は果たして独立国であろうかと、私は最近怪しんでいる。沖縄基地米兵の犯罪など見れば、日本がリリパット国のように、完全に侮《あなど》られているようだ。三割植民地・七割独立国というのが正しいだろう。

大国とは、大人の国でなければならぬ。指導者たちからして、経済活性化と国際的発言力という目標だけという、みみっちいビジョンしか持てないのでは、私たち日本国民が元気の出ないのは当然だ。

終わりなき旅

生きるとは旅である。芭蕉やガンジーやファーブル先生も同じことを述べている。誰でもそれぞれの旅行記がある。それを自分史や体験記ともいうが、時間と空間に関係なく、どんな人も目をこらしてみれば、そこに無尽蔵の世界を発見できる。血沸き肉躍る体験でなくとも、一つの出会い、一つの光景から、その連鎖する無数の事象を想像できる。

大切なのは、その旅で何を見て、どこに向かうかだ。時代と地域の制約を超えて、万人に通じる真理がその根幹で息づいているはずである。ガリバーのように人が真似できぬ大旅行をして見聞を綴れるとはかぎらない。実際、『ガリバー旅行記』の著者、スウィフトは田舎町の僧職者で、ほとんど大きな旅をしたことのない人だったらしい。時代も二百五十年前のことであるから、そんなに「情報」が豊富であったとは思えない。鋭い風刺と洞察に満ちた旅行記は、実に彼の片田舎の狭い日常生活の中で生まれたものである。ファーブル先生もまた、小さな虫の生活に、無限大の自然の世界を見いだした。

自分について言えば、確かに同世代の日本人が見れない世界をのぞき、人が出来ないことを体験した。だが、それをもって人並み以上の洞察ができたとは考えていない。それに、旅はまだ半ばである。それでも、これまでの旅を綴ることによって、すべての人が根底で共有し得るなにものかを分かち合ったつもりである。

時代は混乱を増している。不安から逃れる享楽や健康の技術や、至福を約束する大小の「権威ある声」に吾々は事欠かない。過去にも混乱と閉塞の時代はあった。そして人々はやすやすと、お手軽な解決策を説く「権威ある声」の餌食になったのである。

戦争、飢餓、貧富の格差、近代化の功罪、ありとあらゆる人間の悲惨と栄光が明瞭なペシャワールで、私のメッセージは平凡である。目をこらして何が虚構で、何が事実かを見つめ、世の流れに惑わされぬことである。人の欲望は限りなく、どこにでも不満と不幸を見いだす。しかし、私たちは自分で生きているのではなく、恵みによって生かされているのだ。私たちの旅が、巧まずして人間の事実に基づく慰めとなり、勇気を与えることを祈って筆を置く。

あとがきにかえて

本書は、私が八四年に現地赴任して、本格的に「アフガニスタン」に関わり始めた一九八九年から現在まで、雑誌や新聞に掲載された記事を収録したものである。これまで出版された事業報告的なものとやや趣が異なって、時事評論や随想が主体である。随想集は、宗教観や世界観なども自由に述べられていて、率直に自分の考えが表現されていると思う。独断もあり得ようが、それはそれで読者の批判を仰ぎたい。一連のアフガン問題記事は、この二十年の世界的な激動を反映し、一種の感慨を覚える。ペシャワール会の活動を概観できると共に、一九九八年の基地病院建設から現在まで、特にニューヨーク・テロ事件前後から空爆下の現地活動、農村復興計画などを振り返るのにも、好都合である。

二〇〇一年の「九・一一」以後、それまで知られなかったアフガニスタンが俄《にわ》かに脚光を浴び、様々な論評の対象となった。その「アフガン・ブーム」も去りつつあるが、本書に収録されているものは、巷の動きとは無関係に、過去二十年の現地事情が連続して圧縮、記述されている。「新ガリバー旅行記」や「異文化の中で『医療』を問う」などは、テロ事件直前に書かれたものである。その意味では、最近のきな臭い世情の中で、「九・一一以後」の色眼鏡がかかっていない記録として意味があるかも知れない。私事になるが、これまでの総決算というべき「医の普遍性」を扱った後者は、脱稿した直後に九歳の次男が悪性脳腫瘍を発症、一年半の闘病生活を過ごして死亡した。背後を刀で刺された思いであったが、今となっては、論旨を実証するようで忘れがたい。

通読して自分でも驚くのは、ペシャワール会の方針や私の考え方が殆ど変化していないことである。それを頑迷固陋《がんめいころう》とするか、信念を貫いたと呼ぶかは別として、アジアの辺境で人々と苦楽を共にすることによって、時流に流されずに済んだことは確かである。どんなに世情が変化しても、変わらないものは今後も変わらない。

この一年余りは、公私にわたって一生で最も多忙な期間となった。アフガン空爆と前後して、ペシャワール会＝ＰＭＳの現地活動は、幸か不幸か一時全国的な話題を呼んだ。私たちごとき小さな民間団体に頼るほど、情報がなかったのである。日本中が異様な興奮状態にあった。二〇〇一年十月、私は「テロ防止特別法案・有事立法に関する証人喚問」に証人として発言させられた。「アフガン難民を守るため出動」という、荒唐無稽な自衛隊派遣理由に大いに驚き、旱魃《かんばつ》に喘ぐ実状を訴え、「軍事協力は反って有害無益で、徒《いたずら》に敵を作り、国家国民の防衛にならぬ」という趣旨を述べた。机上の論理で国運が左右される事態に、愕然とした。だが、議場騒然となり、野次を飛ばす者、嘲笑する者、発言取り消しを要求する議員が続出した。野次った議員の一人はその後汚職で逮捕されたが、この時、わが国の「民主主義」の実態に呆《あき》れ、平和憲法の国是が既に空文化したことを身にしみて知ったのである。

このため、多くの共感と反感、好意と敵意を引き受けることになったが、敵を得るとは友を得ることである。事務局には過大な負担になったが、各方面で理解者が増え、ペシャワール会の事業規模は一回りさらに拡大し、新たな挑戦が可能になった。現地では、何事もなかったかのように、これまでの延長線上で着実な事業拡大が進められている。

「緑の大地」計画

二〇〇一年十月に始まった空爆で首都カブールが孤立、厳冬期に数万の餓死者が出ると見た私たちは、「アフガンいのちの基金」を呼びかけ、緊急支援に乗り出した。その様子は本文に詳しいが、当時国境の輸送は支障がなかったのに、「爆撃で逃れてくる難民」という誤った国際認識が行きわたっており、多くの「人道救援団体」がてぐすね引いてペシャワールに待機していた。以前からアフガン内に居た国際団体は本当は自発的に逃れたのに、まるでタリバン政権に追い出されたような表現をしていた。

そこでペシャワール会としては、難民にもなれず餓死を待つカブール市民への食糧支援を急遽呼びかけたのである。一、二億円の資金があれば、現実的にそれは可能であった。先に国会で野次った政治家が「たかが一億円くらいの金で事が解決するような意見はお笑いぐさだ」と冷笑したにもかかわらず、わが会の訴えは大きな反響を呼び、良心的な日本の市民がこぞって支援を惜しまなかった。十億円に迫る額が短期間に寄せられた事実が雄弁に物語っている。この結果、餓死線上にあるカブール市民を対象に大量輸送が連日行われ、現地職員の手で、カブール陥落の前日まで必死の配給が続けられたのである。

その後の展開は、案外知られていないが、首都カブールを除く全地域が無政府状態となり、大混乱に陥った。にもかかわらず、明るい「アフガン復興」の話題で日本人の記憶は途切れ、何となく安定した印象で現在に至っている。報道陣の殺到した首都カブールはアフガニスタンの特殊地域と言ってよく、大部分を占める農村地域の実状は伝わらなかった。もともと旱魃が原因で村を捨てた人々が難民の殆どであった。二〇〇二年三月に始まった爆発的な難民帰郷は、パキスタンにとどまる二百万人のうち、同年十二月までに百七十万に達したと発表された。みな、「衣食住が保障される」という宣伝を信じたのである。しかし、二〇〇三年二月現在、不思議なことに「まだ百八十万人が残っている」と発表された。何のことはない。殆どが生活に窮して戻ってきた訳である。この数字が「アフガン復興」の現実を率直に表している。

さて、ペシャワール会＝ＰＭＳの食糧配給は、タリバン政権崩壊後の治安悪化で略奪に遭遇、危険を冒して二〇〇二年二月まで続けられたものの、負傷者を出すに及んで停止した。私たちとしては、難民を出さぬ努力、即ち「自給自足の村の回復が先」との判断で「緑の大地」計画を発表、水源確保と農業復興を掲げて本格的な取り組みを始めた。まず生存を保障することである。大部分の農民や貧民たちにとっては、カブールを中心に展開する政治的動き、復興支援の報道は、あまりに遠いものだったからである。

国際救援団体がペシャワールからカブールに殺到し始めた二〇〇二年六月、私たちはカブールの全プロジェクトを閉鎖、精力を東部の旱魃地帯に集中した。二〇〇〇年七月に着手されていた飲料水（井戸）確保は、二〇〇三年二月現在、作業地九百カ所を超えた。農業計画では、沙漠化して廃村となった地域に灌漑用水を苦心して注ぎ、生産を上げる地味な取組みが行われた。だが旱魃は容易に収まる気配がない。放置すれば遠からずして無人の荒野に帰するだろう。私たちは、組織の命運を賭け、さらに大規模な治水事業にとりかかることになった。

水利事業への挑戦

かくて私たちの事業は、医療に加えて飲料水確保となり、さらに農業土木に着手するという前代未聞の展開となった。しかし、病死の大半は清潔な飲料水、栄養状態の改善で防止できるので、決して唐突な変身ではない。これ以外に方策なしと、背水の陣を敷いた。やや長くなるが、これまで現地活動を支えた方々への報告を兼ねて計画を紹介したい。

「――アフガニスタン東部、特にニングラハル州では今年も旱魃の収まる気配がない。絶対的な降雪量の減少に加え、巨大な貯水槽の役を果たしてきた高山の雪が、温暖化で速やかに解け下り、保水力が著しく低下して旱魃被害を大きなものにしている。地下水位の減少も依然として続き、かなりの地域が沙漠化しつつある。

この傾向は海抜四千メートル級以下の山の麓で著しい。ニングラハル州は北にケシュマンド山脈、南にスピンガル（サフェード・コー）山脈で挟まれた領域で、両山脈とも、四千数百メートル以下である。対照的に、ニングラハル州北部に隣接するクナール州では、ヒンズークッシュ最高峰の連山（六千メートル級以上）の雪解け水がクナール河を豊富に潤し、旱魃は生じていない。

ＰＭＳでは北部のダラエ・ヌール渓谷で、カレーズの再生と灌漑井戸の対策を施し、約二万名の住民の生存を可能にしてきたが、将来を考えれば、これにも限界がある。唯一の対策は、

一、豊富なクナール河水系の利用

二、春から夏に急速に流れ下る小河川の水の蓄積

これ以外に生き残る方策は考えられない。ＰＭＳは、この特殊事情を考慮し、今後ニングラハル州で以下の対策を実施する。現在のところ、「政情不安」が理由で国際救援が本格化するのは、なお時間を要するものと思われる。

Ⅰ．クナール河（ヒンズークッシュ最高峰の雪に依存）右岸に十六キロメートルの用水路建設

Ⅱ．同左岸に用水路建設

Ⅲ．ダラエ・ヌール（ケシュマンド山系の雪に依存）中流域に井堰、堤の建設

Ⅳ．ソルフロッド河（スピンガル山系の雪に依存）流域の井堰、溜池、堤の建設

Ⅴ．ダラエ・ヌール地下水路（カレーズ）の補強

Ⅵ．灌漑井戸による地下水の利用

越冬できぬ帰還難民たちは再びペシャワールに戻ってきている。将来とも、旱魃地帯の農村復興なしには、減ることはない。今後、上記の対策を講ずる事で、少なくともアフガン東部数十万人の難民化を防止、または呼び戻し得る。他に誰もやらなければ、ペシャワール会＝ＰＭＳが手をつけられるものから早急に実施すべきである。（中略）

〈現段階の既定方針と進行状況〉

以上、計画Ⅵは成功裏に進行中。ⅠとⅢは、水利事業十五カ年計画の第一弾として直ちに実施し、沙漠化した耕地を緑化、難民化した農民を呼び戻すと共に、新たな開墾や牧草地を期待できる。これによって推定十万人前後の難民帰還と自給自足を目標とする。特に、クナール河水系の灌漑用水路（計画Ⅰ）の恩恵は計り知れない。ペシャワール会で過去最大の挑戦だと言える。

Ⅲは比較的小規模だが、近い将来のソルフロッド河治水のカギを握っている。かつ、植林などと組み合せて保水力、有機質の堆積を期待でき、今後の農業・畜産計画にも寄与する。経験を蓄積し、地元民たちと協力、より広域の治水事業に備えることができる。小規模で多数、どの村でも真似できるものを目指す。こうして耕作可能にして村民が戻った後に、農業・医療関係の本格的な事業が可能で、その逆はない。

計画ⅠとⅢは、〇三年二月五日、正式にアフガン政府・東部地区開発省の許可を取得、内務省が治安を保障、既に具体的な立案、予定機材購入の段階に入った。一カ月以内に測量を完了。三月初旬に着工式が行われる。計画Ｖは雨季（三月まで）を過ぎて実施。

なお、トルハム国境のボーリング井戸は一基が完成、〇三年二月八日、正式にアフガン政府企画省東部担当官に受け渡された。譲渡式にはＰＭＳ、アフガン政府、住民の各代表が集まり、「歴史的偉業だ」と皆で喜び合った。バザールへの給水は、アフガン政府と住民自治会が話して決定し、住民が出し合って給水管を負担、ＰＭＳは技術援助だけして維持を任せる。第二号基は、三月初旬までに同様の方式でアフガン政府に譲渡される。」（二〇〇三年二月、ペシャワール会緊急理事会資料より）

辺境から見る世界の縮図

こうして、現地住民と苦楽を共にしてきた私たちは、その生存にまで付き合うことになった。だが、この大旱魃はアフガニスタンが史上体験したことのないもので、これが全世界的な都市化と工業化による地球温暖化現象によるものだとすれば、そら恐ろしい話である。

ＩＴ革命と呼ばれるほど情報が世界中にあふれかえっているのに、この大災害が皆の注意を喚起しないのは何故か。実はこの無関心に、自然と人間との関りの、本源的な倒錯が見える。それは「自然からの逃走」の極致である。即ち、人知の驕り、近視眼的な人間中心主義、目先の経済的安定にしがみつく短絡さ、これら人の愚かさの結実である、と述べても過言ではなかろう。

環境問題は古くて新しい。「不況対策」が叫ばれて以来なりを潜めたが、それは、自然と人間の関りを根底から問うものであった。人類史上、組織的な環境破壊は農業に始まる。自然の大改造は、おそらく洪水、がけ崩れなど、幾多の災害をもたらしたに違いない。農業は数千年を経て、人間が慎ましく自然と同居する術を学んできたといえる。農業社会では、「自然との共存」が人間存在の根底を支えてきた。それが小さないのちを尊び、自然を畏れる謙虚さを培ってきた。しかし、新たに出現した工業化社会は、自然を無限大に搾取しうる対象とし、驚くべき短期間で環境の大規模な荒廃をもたらした。さらに金融資本の世界支配に至って、生産のための生産となり、加速度を早めた。そして、これを支える「近代文明」は、私たちの意識の奥深く、人間中心の世界観と経済至上主義を植えつけ、欲望の拡大再生産に奉仕してきた。そこで措定される「自然」とは、しばしば自然の虚像であり、森羅万象さえ操作できるという錯覚である。自然は人為で制御したり保護できるものではない。それは無条件に受け入れ、時には服従すべきものである。

この意味でも、目前で進行する現地の惨状は、来るべき世界の破局の予告なのかも知れない。にもかかわらず私たちを絶望させないのは、人間もまた自然の一部をなす生物だという事実である。自然は人間の分に応じて恵みをも準備している。その洞察と謙虚さがある限り、破局への不安もまた、虚像に過ぎないような気がする。私たちの小さな試みが、大きな慰めや希望となり、世代を超えて受け継がれることを願ってやまない。

最後になりましたが、稿を整理した石風社と、この事業に協力する無数の善意に感謝し、共に邁進してゆきたいと存じます。

平成十五年二月

初出紙誌一覧

I

混迷と絶望の中で（「毎日新聞」西部版・夕刊　一九八九年七月二七日）
援助という名の干渉（「西日本新聞」一九九〇年七月一八日）
湾岸戦争と日本（「朝日新聞」一九九一年二月二三日）
失墜した「ＪＡＰＡＮ」（「毎日新聞」西部版・夕刊　一九九一年二月一四日）
国際秩序の虚構とアジア世界（「西日本新聞」一九九一年四月三日）
見えざる平和勢力（「共同通信」一九九二年四月配信）
見捨てられるアフガンの民衆（「朝日新聞」夕刊　一九九三年三月九日）
「政治性のない日本」への信頼（「西日本新聞」一九九四年一〇月一二日）
異文化の中で（「世界週報」一九九七年四月一日）
民族・宗派超える絆めざす（「朝日新聞」夕刊　一九九七年八月八日）
極貧患者に罪負わせる道理ない（「毎日新聞」夕刊　一九九八年五月三〇日）
対立超え基地病院建設（「朝日新聞」西部版・夕刊　二〇〇〇年二月四日）
最後の砦（「ペシャワール会報61号」一九九八年五月三〇日）

＊

戦慄すべき出来事の前哨戦（「ペシャワール会報68号」二〇〇一年七月四日）
「本当は誰が私を壊すのか」（「朝日新聞」夕刊　二〇〇一年四月三日）
米テロ事件そして報復（「石風」二〇〇一年一〇月）
日常を生きる人々（「共同通信」二〇〇一年一〇月配信）
難民を出さない努力が先（「朝日新聞」二〇〇一年一〇月二七日）
空爆下で食糧配給（「共同通信」二〇〇一年十一月配信）
「解放」された無秩序（「共同通信」二〇〇一年十一月配信）
「アフガン復興」の虚像（「共同通信」二〇〇二年五月配信）
誰にも依存せぬ村々の回復のために（「ペシャワール会報73号」二〇〇二年一〇月三〇日）
異文化の中で「医療」を問う（原題「異文化における医療支援」『教育と医学』第49巻8号、慶應義塾大学出版会　二〇〇一年八月）
アフガンにみる終わりの始まり（「毎日新聞」二〇〇二年九月二日）
実践のなかにこそ答がある（「アエラムック——キリスト教がわかる」二〇〇二年五月）

初出紙誌一覧

Ⅱ

三無主義（「ペシャワール会報33号」一九九二年十一月二五日）

ああ国際化～底潮の力（「毎日新聞」「視点」連載　一九九二年一月～三月）

新ガリバー旅行記（「西日本新聞」連載コラム　二〇〇〇年七月三日～八月三一日）

〈ペシャワール会〉中村医師のパキスタン・アフガニスタンでの医療活動を支援する目的で結成されたのがペシャワール会です。現在、福岡市に事務局を置いて会報の発行を通して情宣・募金活動を行っております。ペシャワール会についてのお問い合わせは、左記の事務局宛にお願いいたします。年会費は、学生会員一口千円以上、一般会員一口三千円以上、維持会員一口一万円以上。

＊ペシャワール会とＰＭＳ（平和医療団・日本）によるアフガニスタンでの事業は継続されます。

事務局　〒八一〇－〇〇〇三　福岡市中央区春吉一―十六―八　ＶＥＧＡ天神南六〇一

電　話（〇九二）七三一―二三七二

ＦＡＸ（〇九二）七三一―二三七三

《入会手続》年会費を郵便振替にてご送金ください。

口座名義＝ペシャワール会

郵便振替番号＝０１７９０―７―６５５９

辺境で診《み》る 辺境から見る

二〇〇三年五月二十日初版第一刷発行
二〇二〇年二月十五日初版第六刷発行

著　者　中村　哲
発行者　福元満治
発行所　石風社

福岡市中央区渡辺通二—三—二十四
電　話　〇九二（七一四）四八三八
ＦＡＸ　〇九二（七二五）三四四〇
http://sekifusha.com/

印刷製本　シナノパブリッシングプレス